Energiequelle
Beckenboden

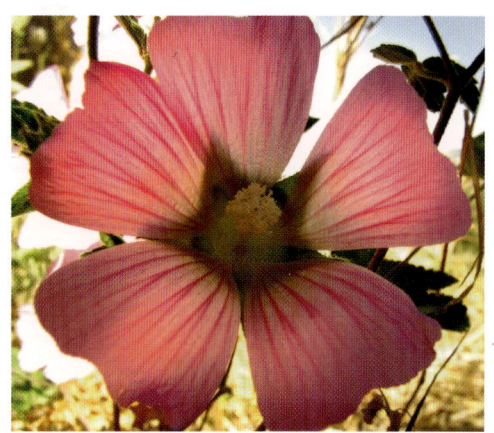

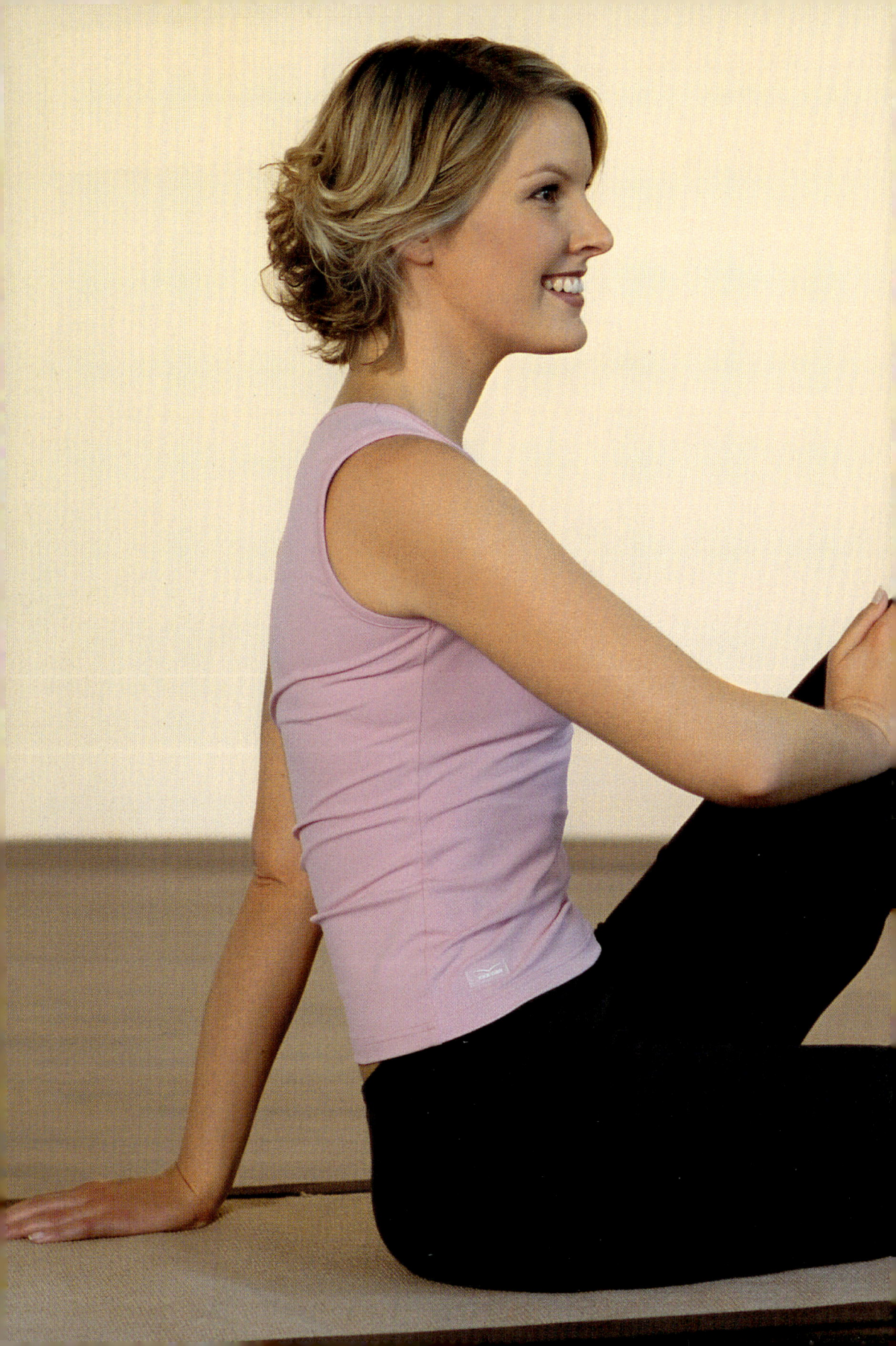

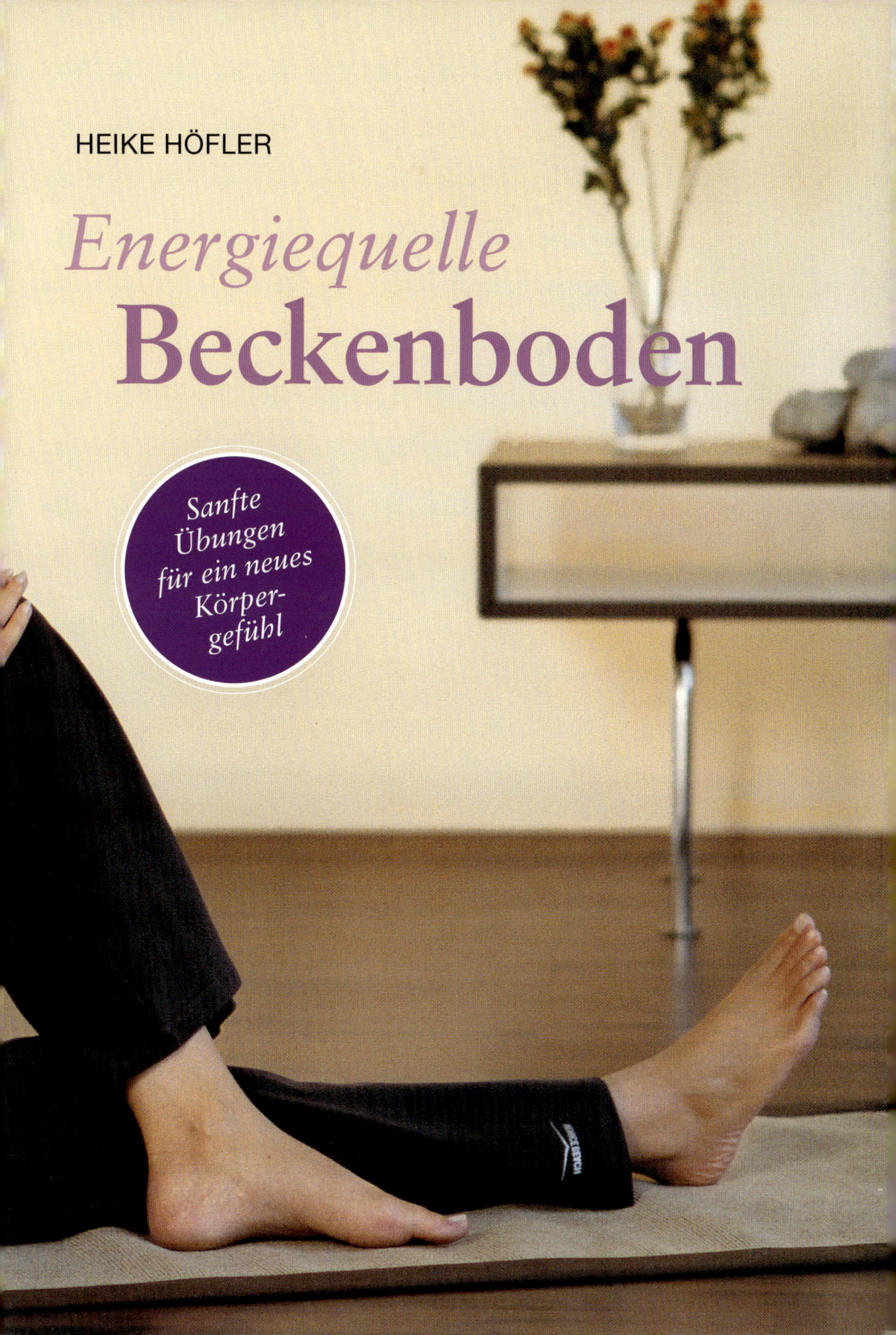

HEIKE HÖFLER

Energiequelle
Beckenboden

Sanfte
Übungen
für ein neues
Körper-
gefühl

Was Sie in diesem Buch finden

Nutzen Sie Ihren Energie- und Kraftmuskel 6

Mehr Spaß beim Sex 19
Mit Lust und Laune 22

Das neue Lebensgefühl 9

Top-Gründe für ein Beckenbodentraining 10
  Ursachen für eine Beckenbodenschwäche 11

Für Körper und Seele 12
  Einfach gut drauf! 12
  Kraftvoll und vital 14
  Vor und nach der Geburt 16
  Nach Operationen 17
  Bei Inkontinenzproblemen 17

Wunderwerk Beckenboden 25

Ein Streifzug durch die Anatomie 26

Zum Einstieg: kleine Vorübungen 28

Lernen Sie Ihren Beckenboden kennen 31
  Die äußere Beckenbodenmuskulatur 32
  Die mittlere Beckenbodenmuskulatur 35
  Die innere Beckenbodenmuskulatur 37

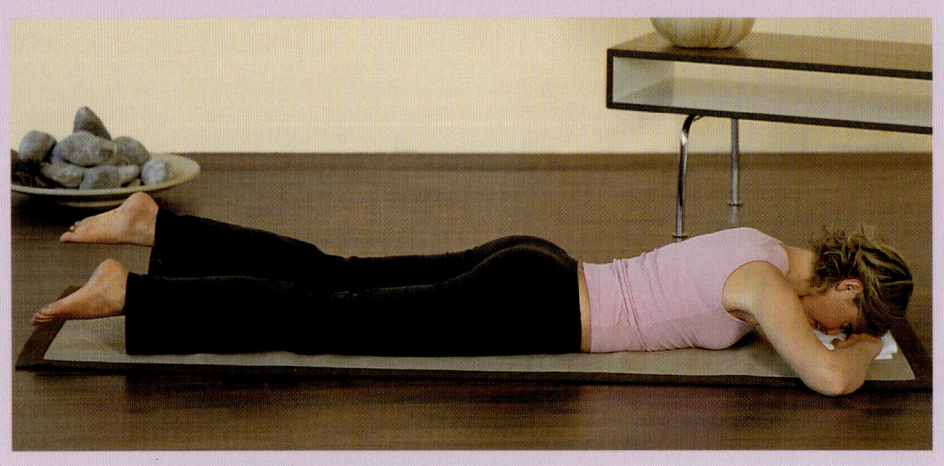

**Der Beckenboden und
Ihre Haltung** 40

Mehr Luft zum Leben 43
Sauerstoff tanken 45

**Stärken Sie Ihre Energie-
quelle für Körper & Seele** 49

**Lernen Sie Ihre vitale Mitte
kennen!** 50
Wahrnehmungsübungen 52
Vorstellungsbilder 55

Die Top-Übungen im Liegen 57

**Die Top-Übungen im Sitzen
und im Vierfüßlerstand** 96

Die Top-Übungen im Stehen 112

Stichwortverzeichnis 126
Über die Autorin 127

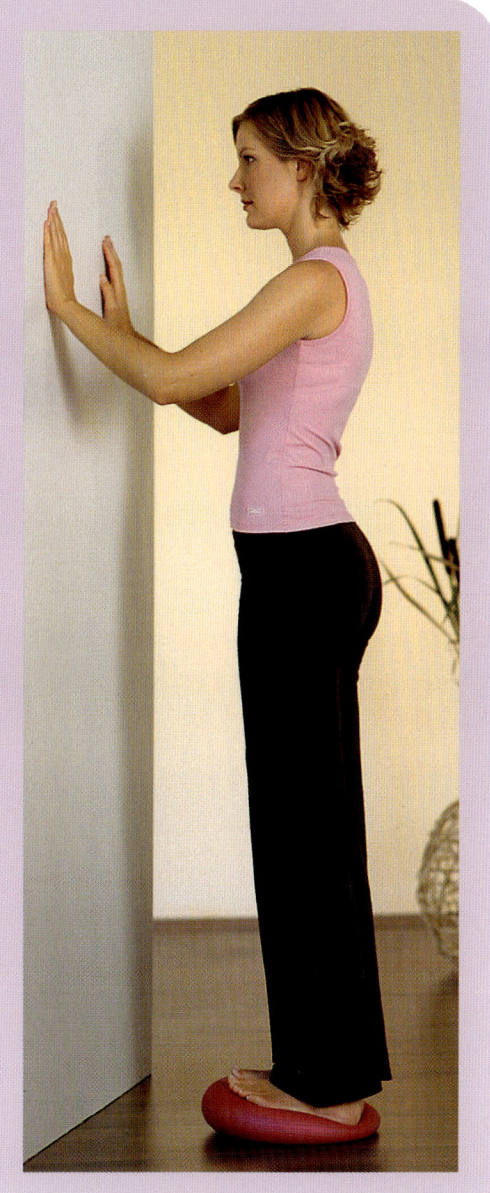

Nutzen Sie Ihren Energie- und Kraftmuskel

Heute ist er zum »Geheimtipp« für dauerhaften Lebens- und Lustgewinn sowie Lebensqualität geworden: der über lange Zeit hinweg verschwiegen behandelte Beckenbodenmuskel. Früher wenig beachtet und total tabuisiert, hat sich in den letzten Jahren die Erkenntnis verbreitet, dass der Beckenboden der Energie- und Powermuskel überhaupt ist.

Dieser bedeutende Muskel liegt in unserer Körpermitte und ist die Drehscheibe des Körpers sowie das Kraftzentrum schlechthin. Er ist die Basis unserer Weiblichkeit und Männlichkeit. Das Wunder Beckenboden hat eine enorme Bedeutung für das körperliche und seelische Wohlbefinden, für unser Selbstwertgefühl und für unser inneres Bild. Ein starker Beckenboden vermittelt ein Gefühl von größerer Kraft, Sicherheit, Vitalität, gesteigertem Selbstbewusstsein und ein viel positiveres Lebensgefühl.

Wenn der Beckenboden schwach ist

Beckenbodenprobleme – dazu gehören vor allem Inkontinenz (Schließmuskeln von Harnröhre oder After funktionieren nicht mehr zufrieden stellend), Senkungen der inneren Organe, zum Beispiel der Gebärmutter oder Scheidenwände, aber auch Orgasmusschwierigkeiten und Impotenz nagen immer am Selbstwertgefühl. Aber auch eine gute Haltung, die im Zentrum des Beckens wurzelt und die Anmut, Kraft und Ausstrahlung zur Folge hat, haben wir einem straffen Beckenboden zu verdanken. Haltungs- und Rückenprobleme können durch diese Muskulatur vermieden und beseitigt werden.

Belastungen für den Beckenboden

Ganz besonders in der Schwangerschaft und bei einer Geburt wird der Beckenboden enorm belastet und geschwächt. Er muss gezielt wieder aufgebaut werden, damit in späteren Jahren keine Senkungen oder Inkontinenzprobleme die Folge sind. Übergewicht und häufig eingenommene Fehlhaltungen schwächen ihn ebenfalls und zwingen zu einem regelmäßigen Aufbautraining, um eine dauerhafte Abschwächung zu vermeiden. Schon allein der natürliche Alterungsprozess bewirkt dies, so dass man dieses muskuläre Wunderwerk das ganze Leben lang trainieren sollte. Ansonsten nimmt seine Muskelkraft ab. Er kann dann seine Last-, Stütz- und Schließfunktion nicht mehr zufrieden stellend erfüllen. Da hilft nur eins: So früh wie möglich mit den Beckenbodenübungen beginnen und sie mit Freude konsequent ausführen. Dann können die häufig auftretenden Inkontinenzprobleme (wie zum Beispiel Harntröpfchenverlust beim Husten, Niesen, Lachen oder Treppesteigen) vermieden werden. Die vorgestellten Übungen helfen, die Schließaufgaben von Harnröhre und Darm gut zu erhalten oder zu verbessern.

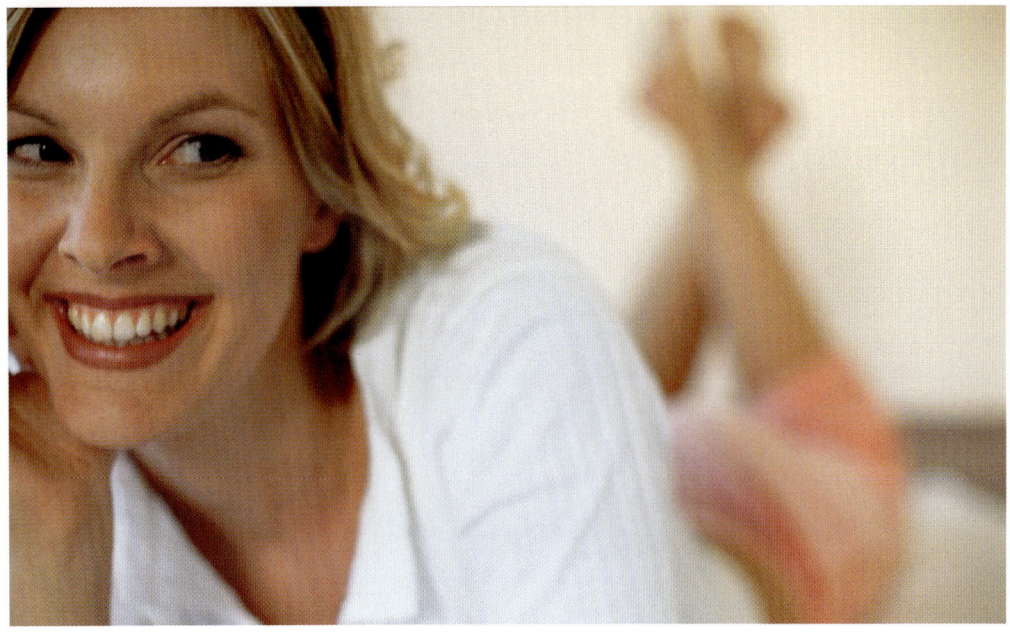

»Lebenslust und Energie durch Gymnastik für den Beckenboden« – das ist das Motto dieses Buches. Die hier vorgestellten Übungen zeigen Ihnen, wie Sie es umsetzen können.

Operationen vermeiden

Viele gynäkologische Operationen (zum Beispiel Gebärmutteroperation) können durch ein regelmäßiges Üben verhindert werden. Aber auch nach solchen oder nach urologischen Operationen ist das regelmäßige Training der Beckenbodenmuskulatur absolut wichtig. Beim Mann ruht die Prostata auf dem Beckenboden. An- und Entspannungsübungen regen die Durchblutung und Gesunderhaltung dieser Drüse an. Die Chinesen betonen schon lange, dass im Beckenboden, genauer im Dammbereich, das 1. Wurzelchakra liegt. Sie wissen schon lange, dass hier die Vitalenergie, die Kraft der Basis, wurzelt, die alle anderen Körperorgane positiv beeinflusst.

Anatomisch gesehen besteht der Beckenboden aus drei übereinander liegenden Muskelschichten, die zwischen Steißbein und Schambein sowie zwischen den beiden Sitzbeinknochen liegen. Sie bilden den Abschluss des Beckenraumes nach unten und tragen und stützen die inneren Organe über sich.

Dieses Buch hat das Ziel, Ihnen Informationen über die Anatomie und Funktionsweise des Beckenbodens zu geben, Ihnen den Beckenbodenmuskel als Basismuskel und seine Bedeutung für die Vitalenergie nahe zu bringen. Es zeigt Ihnen viele praktische Übungen, mit denen Sie ihn trainieren und vitalisieren.

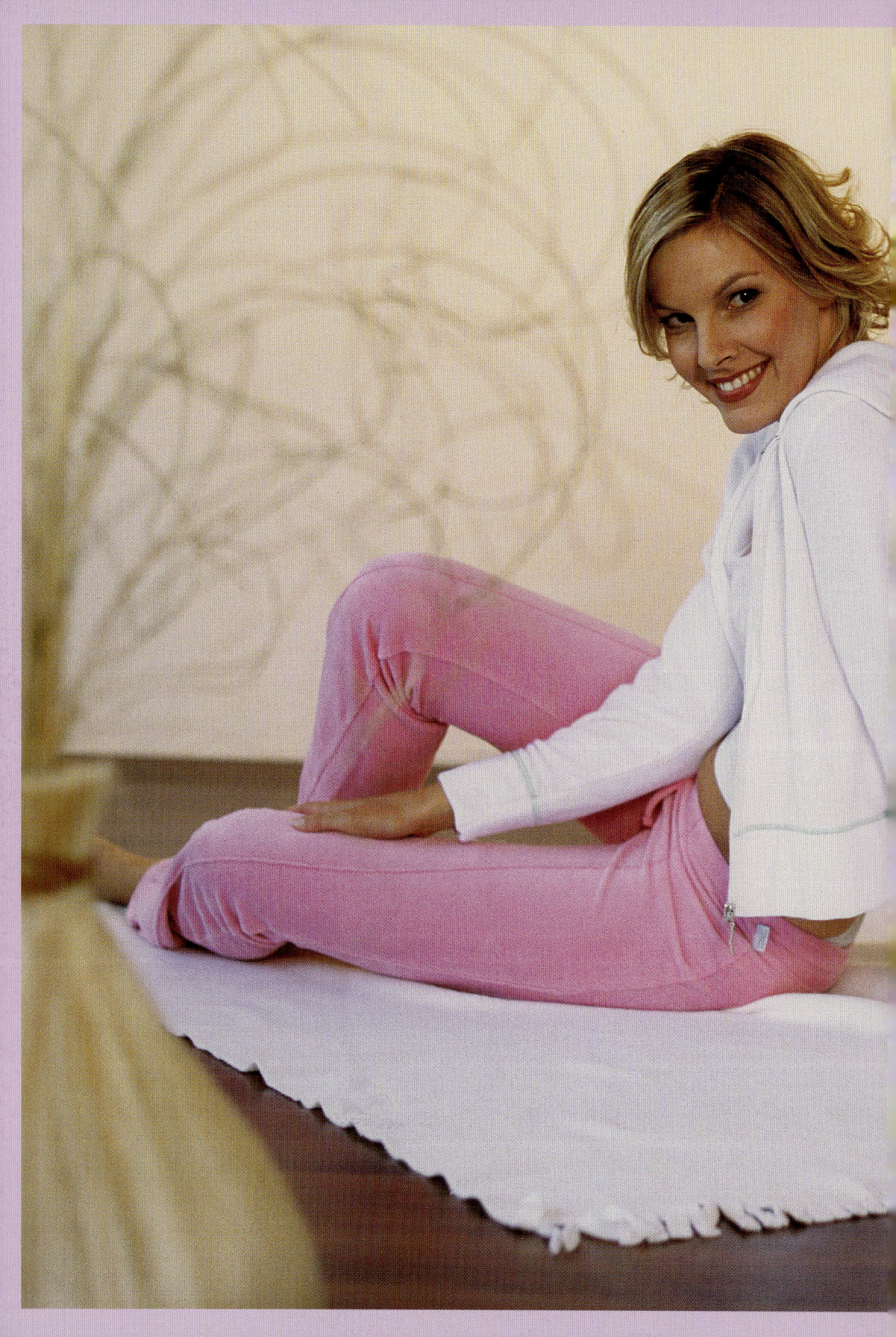

Das neue Lebensgefühl

Entspannt und im Gleichgewicht durch gezieltes Training: Der Beckenboden vermittelt Vitalität, Energie und Selbstvertrauen. Die verborgene Lebenskraft in der Körpermitte gibt Kraft, mehr Selbstbewusstsein und ein positives Lebensgefühl. Genießen Sie diese neue, wunderbare Lebensqualität!

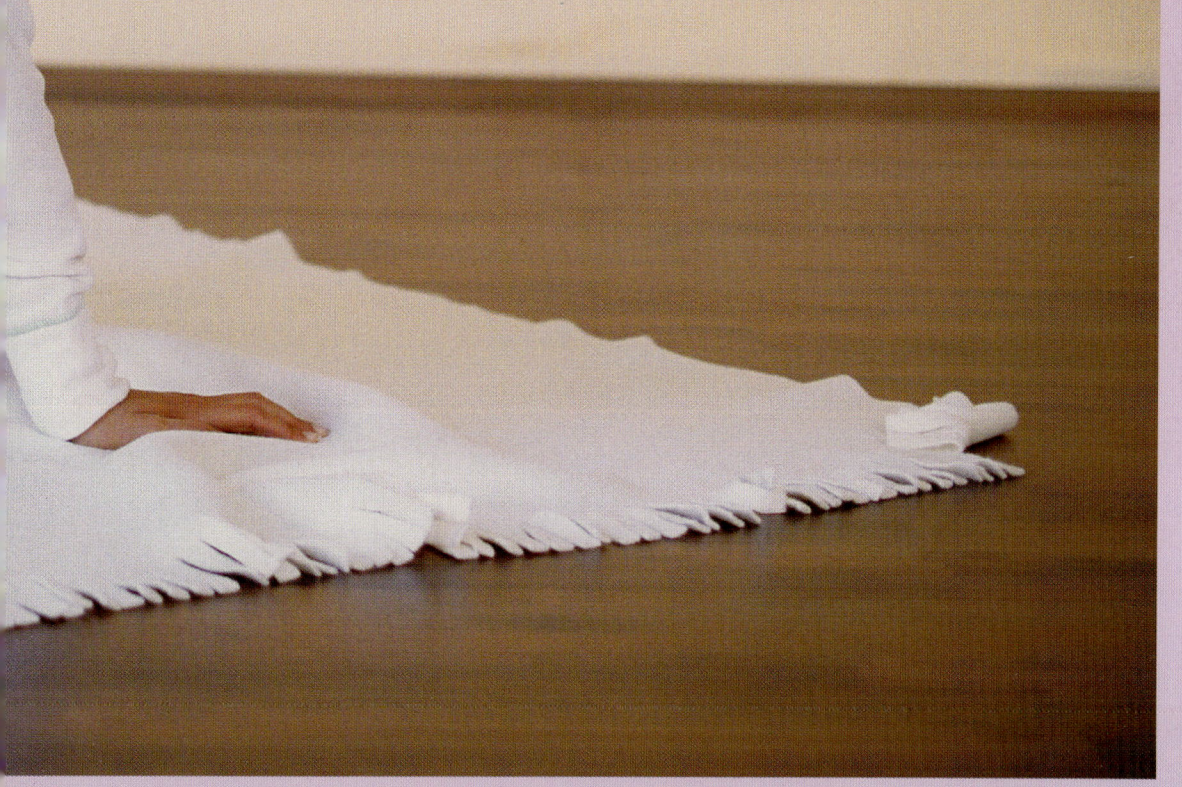

Top-Gründe für ein Beckenbodentraining

Es gibt viele Gründe, ein regelmäßiges Beckenbodentraining zu absolvieren, denn der Beckenboden ist ein fundamentaler Muskel mit fundamentalen Aufgaben. Er sorgt für eine aufrechte Haltung, eine vertiefte Atmung, einen guten venösen Rückstrom des Blutes aus den Beinen und gilt im sexuellen Bereich als der Lustmuskel überhaupt. Außerdem verhindert ein kräftiger Beckenbodenmuskel Inkontinenzprobleme, die damit beginnen, dass man beim Lachen, Niesen oder Hüpfen Urintröpfchen verliert. Der Beckenboden gibt uns aber nicht nur körperlichen Halt, sondern auch psychischen. In ihm wurzelt die Vitalenergie des Körpers schlechthin. Ein aktiver Beckenboden bringt immer körperlich und geistige Energie mit sich. Er stärkt Selbstwertgefühl und Körperempfinden ungemein, er gibt uns innere und körperliche Sicherheit. Sehr häufig ist jedoch genau diese wichtige Muskulatur geschwächt, energie- und spannungslos geworden. Warum dies so ist, erkläre ich Ihnen hier.

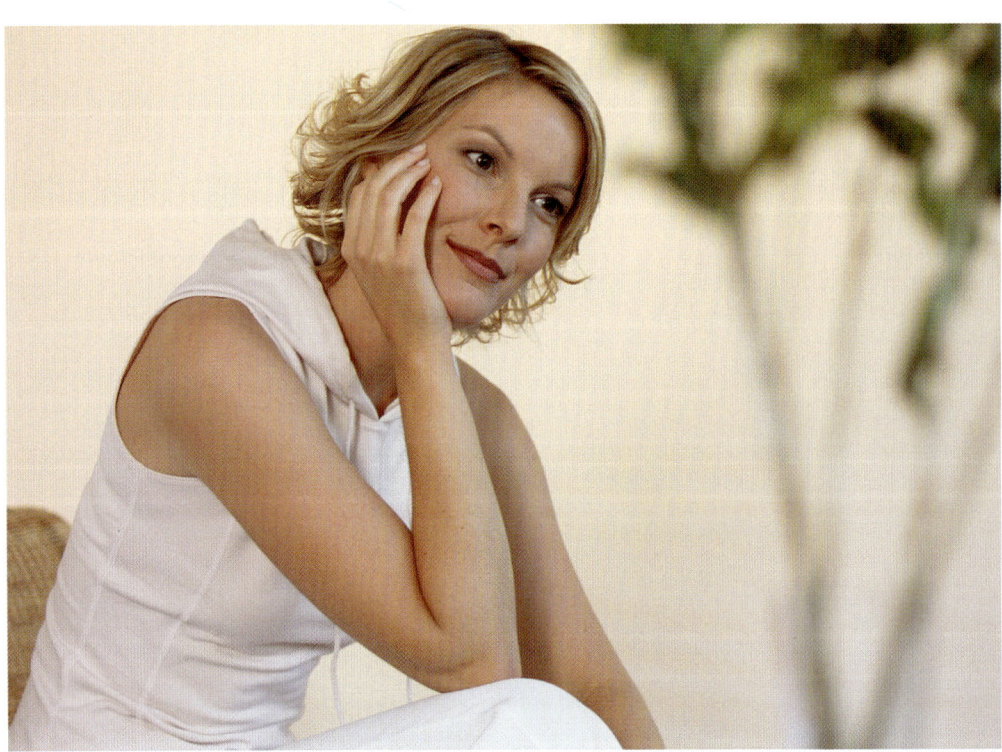

Ist Ihr Beckenboden wieder stark, unterstützt er Ihre körperliche und geistige Energie – dann kommen Körper, Geist und Seele ins Gleichgewicht.

Ursachen für eine Beckenbodenschwäche

Ein junger Mensch verfügt normalerweise über einen straffen, elastischen Beckenboden. Doch mit den Jahren erliegt er erheblichen Schwächungsmöglichkeiten.

Es gibt im Leben unterschiedliche Faktoren, die ihn zeitweise oder längerfristig schwächen können. Die wichtigsten stelle ich Ihnen im Folgenden vor.

Bindegewebe

Die erste Ursache liegt in einem ererbten, schwachen Bindegewebe. In diesem Fall ist es besonders wichtig, schon sehr früh mit den Beckenbodenübungen zu beginnen. Dadurch werden Probleme schon im Vorfeld verhindert.

Übergewicht

Übergewicht und Adipositas (Fettsucht) stellen eine weitere Gefahr für eine Beckenbodenabschwächung dar. Zu viel Gewicht lastet in diesem Fall auf dem Muskel, der dazu meistens einen schlechten Muskeltonus aufweist.

Druckbelastungen

Jeglicher Druck von oben belastet den Beckenboden stark. Dies kann beispielsweise häufiges Husten sein, aber auch Heben und Tragen schwerer Lasten. Asthmatiker sollten nicht nur Atemübungen, sondern auch regelmäßig Beckenbodenübungen praktizieren.

Schwangerschaft und Geburt

Schwangerschaften und Geburten stellen natürlich eine besondere Belastung für diesen Muskelbereich dar, denn bei einer Geburt kommt es zu einer enormen Gewebedehnung. Ein schwacher Beckenbodenmuskel mit gedehntem Muskelbandsystem verursacht Kreuzschmerzen und Inkontinenzprobleme, später oft auch einen Gebärmuttervorfall.

Hormonelle Ursachen

In späteren Jahren kann die Hormonumstellung bzw. der Hormonmangel in den Wechseljahren zu einer Beckenbodenschwäche führen.

Prof. Daniela Schultz-Lampel, Leiterin des Inkontinenzzentrums Südwest in Villingen-Schwenningen weiß, dass zwei Drittel aller Frauen in den Wechseljahren eine Kontinenz auf Grund von Hormonumstellungen beeinträchtigt, denn in den Wechseljahren produziert der weibliche Körper weniger Östrogene. Östrogenmangel lässt das Gewebe im Genitalbereich erschlaffen, wodurch die Kraft der Schließmuskeln beeinträchtigt wird.

Stöckelschuhe

Das häufige Tragen von hohen Schuhen wirkt sich negativ auf die Wirbelsäule und den Beckenboden aus. Hohe Schuhe verursachen oft ein Hohlkreuz, denn die Hauptlast liegt auf dem Vorfuß. Der Beckenboden ist in dieser Haltung lasch und nicht funktionsfähig.

Für Körper und Seele

Die Wirkungen des Beckenbodentrainings sind vielfältig. Eine Hauptaufgabe ist zwar das Verhindern und Beheben von Inkontinenzproblemen, aber es ist beileibe nicht der einzige Vorteil. Der Beckenboden hält und stützt die inneren Organe und hält die Sexualorgane in einem guten Spannungszustand. Ein guter Tonus des Beckenbodens verleiht dem ganzen Körper eine feste Muskelspannung und ein gelöstes, unverkrampftes Auftreten.

Auch auf seelischer Ebene verleiht er Stabilität und trägt zum psychischen Wohlbefinden bei. Wenn wir Probleme haben oder verunsichert sind, spiegelt sich dies im Beckenboden wider.

In dem Beckenboden wurzelt die so genannte Vitalenergie des menschlichen Körpers. Dort befindet sich das 1. Chakra, das Wurzelchakra. Durch die Übungen wird das sexuelle Empfinden intensiviert und das Lustempfinden vertieft.

Einfach gut drauf!

Wenn der Beckenboden schlaff und energielos ist, fühlen wir uns müde und schlapp. Es ist eine klare, wissenschaftliche untermauerte Erkenntnis, dass ein regelmäßiges Beckenbodentraining nicht nur dem Körper, sondern dem Menschen rundum gut tut – auch der Seele.

Ein kräftiger, gestärkter Beckenboden bedeutet für unseren gesamten Körper eine lebendige, kraft- und energievolle Mitte, die sich auf Seele und Gemüt harmonisch auswirkt und das Selbstbewusstsein enorm stärkt. Es ist unumstritten, dass man sogar dank der Beckenbodenübungen aktiv etwas gegen Depressionen und mangelndes Selbstbewusstsein machen kann. Spüren Sie selbst, wie Beckenbodenübungen nicht nur das Körpergefühl verbessern, sondern auch der Seele enorm guttun.

Mehr Selbstbewusstsein

Beckenbodenprobleme wie unwillkürlicher Harnabgang beim Niesen, Husten, Treppensteigen oder Springen haben sehr viel mit unserem Selbstbewusstsein zu tun. Sie verunsichern während alltäglicher Verrichtungen, vermitteln ein Gefühl der psychischen Unzulänglichkeit und hemmen bei sozialen Kontakten. Sie sind fast immer ein Hauptsymptom eines schlaffen, kraftlosen Beckenbodens.

Mit Beckenbodentraining können Sie die Muskeln gezielt und anhaltend stärken, damit die Beschwerden verschwinden oder zumindest verbessert werden. Dies

Die zentrierte Mitte

Der Beckenboden ist die zentrierte Mitte, die dem Menschen Halt, Sicherheit, Stabilität und Bodenständigkeit gibt. Umso wichtiger ist es, ihn zu stärken.

stärkt das Selbstwertgefühl ungemein und seelische Verunsicherung treten nicht mehr auf. Ein energievoller, kräftiger Beckenboden vermittelt ein gesteigertes Selbstwertgefühl und eine höhere innere Zufriedenheit. Ein energieloser Beckenboden lässt uns dagegen seelisch geschwächt und eher antriebslos und zurückhaltend erscheinen. Ein kraftvoller Beckenboden macht uns sicher, verleiht eine gute, aufgerichtete und auch anmutige Körperhaltung und vermittelt Lebensfreude, Vitalität sowie ein erfülltes Sexualleben.

Kraftzentrum und Energiequelle

In der indischen, chinesischen und tibetischen Lehre, die schon jahrtausendealt sind, geht man davon aus, dass der Körper des Menschen von einem Energienetz durchwoben ist. Man kennt dabei sieben Energiezentren, durch die man Energie entweder aufnimmt oder abgibt. Sie beeinflussen die Zellen, Organe, Drüsen und das gesamte Hormonsystem. Sie wirken auf Gefühle und Gedanken und stellen somit auch psychisch-energetische Zentren dar. Die sieben Chakren liegen auf einer gedanklichen Linie entlang der Wirbelsäule zwischen Damm und Scheitel (Schädeldach). Sie heißen: Wurzelchakra, Sakralchakra, Nabelchakra, Herzchakra, Kehlkopfchakra, Stirnchakra (Drittes Auge), Scheitel- oder Kronenchakra.
Uns interessiert hier vor allem das Wurzelchakra. Sind alle Zentren im freien Fluss, fühlt sich der Mensch wohl, in Harmonie mit sich selbst und der Welt.

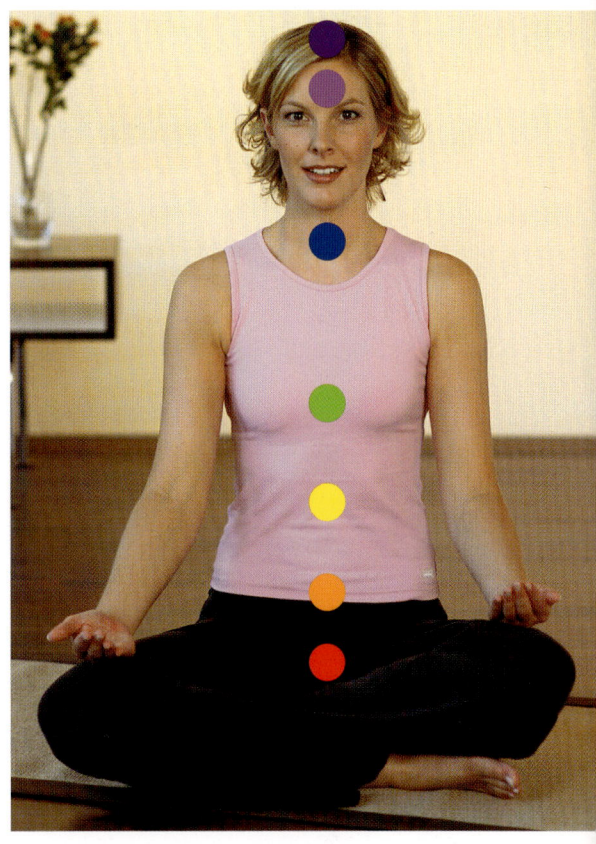

Die sieben Energiezentren (Chakren)

Das Wurzelchakra liegt am untersten Ende der Wirbelsäule, beim Steißbein im Dammbereich. Es ist das stärkste Energiezentrum des Körpers, die Quelle starker Lebensenergie. Beckenbewegungen und Beckenbodenmuskeltraining bringen Energie in Fluss. Sie stärken und öffnen das untere Chakra und damit die Lebenslust und Lebenskraft. Dies wirkt sich positiv und aktivierend auf alle anderen Chakren aus. Die Energien steigen an der Wirbelsäule entlang hoch und regen selbst die Gehirnfunktion an.

Erfüllte Sexualität

Erfüllte Sexualität hat sehr viel mit der Beckenbodenmuskulatur zu tun. Das wusste man schon im Altertum, denn die indische Liebeslehre, das Kamasutra, ist schon sehr alt. So bezeichnet die in ihrem Ursprung 2000 Jahre zurückliegende indische Liebeslehre Kamasutra die Scheidengymnastik als Kunst. Einer Frau, deren Scheide so kräftig ist, dass sie damit einen Penis festhalten kann, gab man hochachtungsvoll den Namen »Nussknackerin«. Gut ausgebildete Beckenbodenmuskeln bewirken bei Frau und Mann stärkere Empfindungen beim Liebesspiel. Die Scheide ist reichlich mit Blutgefäßen versorgt. Im hinteren Teil der Scheide selbst gibt es kaum Empfindungsnerven, jedoch in der Klitoris und in der umgebenden Muskulatur, also den Beckenbodenmuskeln. In dem kleinen Bereich der Vorderwand der Vagina befinden sich viele Gefühlsnerven (= G-Punkt) und Drüsen. Dieser Lustpunkt wurde von dem Gynäkologen Ernst Grafenberg entdeckt und nach ihm benannt. Auch beim Mann soll es einen ähnlichen Punkt geben, und zwar die Prostata. Diese kann man indirekt stimulieren, indem man den Damm zwischen Hodensack und Anus sanft massiert.

Die männlichen und weiblichen Sexualorgane werden von dem so genannten PC-Muskel, auch Liebesmuskel genannt, umgeben. Dieser ist reichlich mit empfindsamen Nervenendigungen versorgt, die auf Druck und Zug reagieren. Durch das schnell wechselnde An- und Entspannen zieht Blut ins Becken, besonders in den Bereich von Klitoris und Schamlippen. Die Schamlippen werden dadurch um ein Vielfaches sensibilisiert.

Die Beckenbodenmuskulatur wird durch den Pudendus-Nerv stimuliert, der auch umgekehrt die Erregungssignale der Schamlippen, der Klitoris und des Anus an das Gehirn sendet. Dieser Nerv bewirkt auch das rhythmische Zusammenziehen der Beckenbodenmuskeln beim Orgasmus. Ein gestärkter PC-Muskel führt immer zu einem erregenderen Sexleben beider Partner. In der Erregungsphase füllen sich die Schwellkörper bei Frau und Mann mit Blut. Beim Mann wird dann das Glied hart und größer. Mit zunehmender Erregung steigt die Muskelspannung bei beiden Geschlechtern in den Beckenbodenmuskeln. Beim Orgasmus ziehen sich alle Beckenbodenmuskeln zusammen und entspannen dann plötzlich.

Für mehr Lustempfinden

Beckenbodenenergie und -kraft bringen neuen Schwung in Ihr Liebesleben – ein Grund mehr für das gezielte Beckenbodentraining.

Kraftvoll und vital

Wie kein anderer Muskel verleiht der Beckenboden Halt und Stütze, nicht nur für die Bauch- und Genitalorgane, sondern auch für die Wirbelsäule. Die Beckenboden-

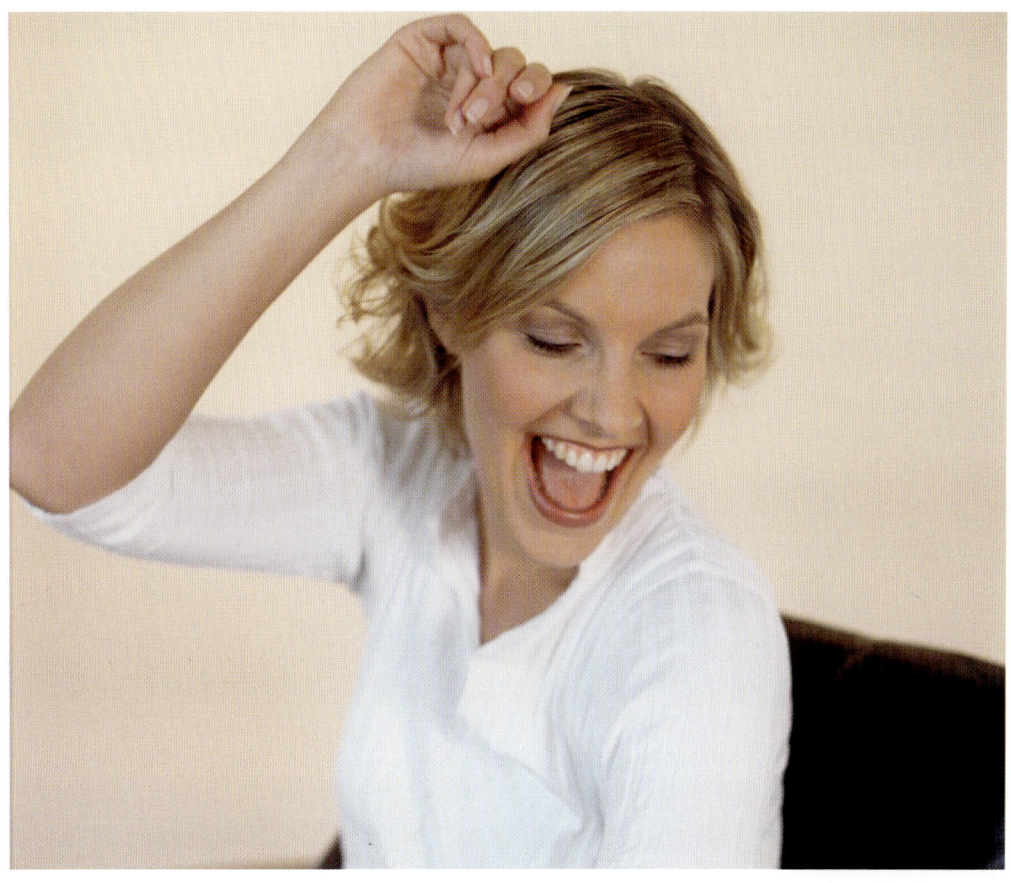

Erleben Sie den Beckenboden als Quelle der Kraft, Vitalität und Lebensfreude sowie als körperliche Stabilität in allen Lebenslagen!

übungen steigern die Kraft in unserer Mitte während und nach einer Schwangerschaft genauso wie in den Wechseljahren. Sie schützen vor Inkontinenzproblemen und verhindern sie. Die subjektive Lustempfindung beim Geschlechtsverkehr wird durch kräftige Beckenbodenmuskeln gesteigert. Beim Mann verhindern oder beseitigen sie Potenzschwierigkeiten und wirken günstig auf die Prostata. Nach Unterleibsoperatio-

nen ist Beckenbodentraining ein unbedingtes »Muss«. Je regelmäßiger Sie üben, umso befriedigender werden die Erfolge sein und umso schneller treten sie ein. Die Übungen sollten nicht nur in einer bestimmten Zeit oder Lebensphase ausgeführt werden, sondern ein Leben lang. Denn wenn wir es zulassen, dass die Muskulatur (wieder) abschwächt, geht uns sehr viel Lebensqualität verloren.

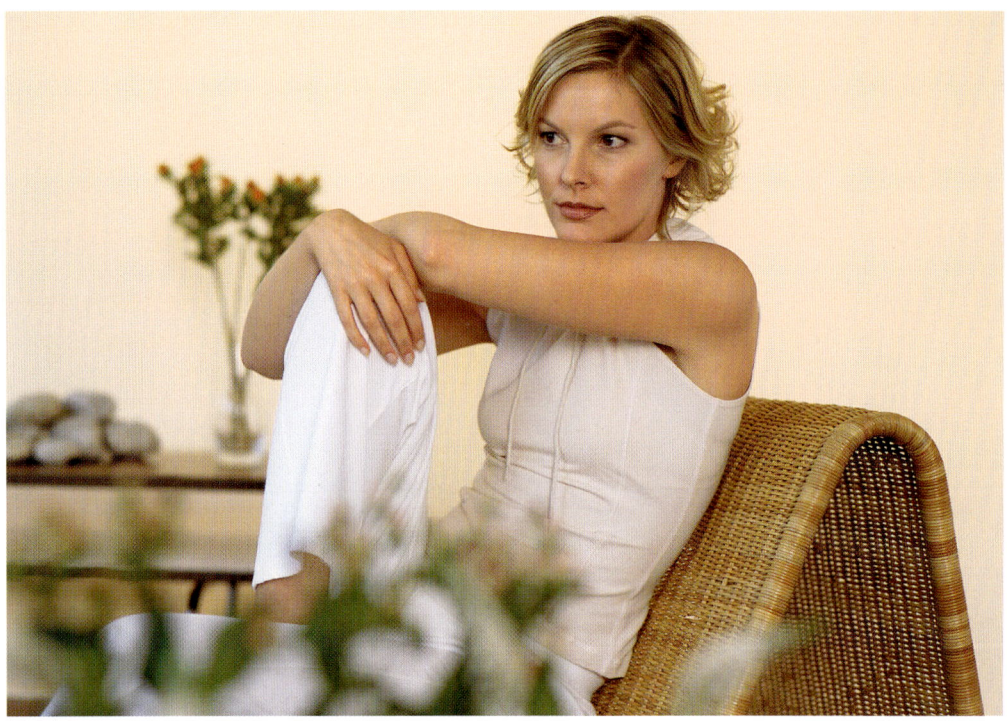

Achten Sie in allen Lebenslagen auf Ihren Beckenboden. Er wird es Ihnen ein Leben lang danken. Ein trainierter Beckenboden verspricht auch in späteren Jahren mehr Lebensqualität.

Vor und nach der Geburt

In der Schwangerschaft ist der Beckenboden am meisten gefordert. Er muss vor allem die Last des wachsenden Kindes tragen. Ist er nicht kräftig genug, gibt er nach, die Gebärmutterbänder überdehnen sich mehr als nötig und Kreuzschmerzen sind die unabdingbare Folge. Später kommt es häufig zu einer Gebärmutter- oder Blasensenkung. Um dies zu vermeiden, ist es gerade während der Schwangerschaft wichtig, Beckenbodenübungen gewissenhaft auszuführen.

Während der Geburt muss der Beckenboden sich enorm dehnen. Eine Rückbildungs- bzw. Beckenbodengymnastik ist meistens ausschlaggebend dafür, dass die Scheide sich wieder verengt, der Beckenboden wieder »standhaft« und stabil wird. Nach einer Geburt hat die Frau zunächst das Gefühl, nach »unten hin offen« zu sein. Das Gefühl für den überdehnten Beckenboden ist fürs Erste verloren gegangen. Wenn sie jetzt keine Beckenbodenübungen machen würde, wäre eine spätere Harninkontinenz und Gebärmuttersenkung fast vorprogrammiert. Durch regelmäßiges

Üben können diese ungewünschten späteren Nebenwirkungen vermieden werden. Dank der Übungen wird der Beckenboden auch nach einer Schwangerschaft und Geburt wieder zu einem Kraftzentrum für den ganzen Körper.

Nach Operationen

Musste eine Frau eine Unterleibsoperation über sich ergehen lassen, zum Beispiel wegen einer starken Gebärmutter- oder Blasensenkung, sollte sie nicht denken, dass jetzt alles behoben ist und sie Ruhe vor weiteren Problemen hat. Denn wenn sie danach den Beckenboden nicht kräftigt, wird es wieder dazu kommen, dass sich Gebärmutter oder/und Blase senken. Um ein günstiges Operationsergebnis zu halten, sollte sie die Beckenbodenübungen regelmäßig ausführen.

Eine noch nicht ganz schwere Gebärmuttersenkung, bei der noch nicht operiert werden muss, kann durch die richtigen Übungen behoben oder verbessert werden. Ein kräftiger Beckenboden hält nämlich die Gebärmutter und Blase sowie die Harnröhre und Scheidenwände in der richtigen Lage. Erst wenn Muskel- und Bandapparat versagen und zu lasch sind, kommt es zu den unerwünschten Vorfällen. Auch wenn sie schon bestehen und der Zustand noch nicht sehr weit fortgeschritten ist, helfen die Übungen. Für den Mann sind Beckenbodenübungen nach einer urologischen Operation ebenfalls sehr wichtig.

Bei Inkontinenzproblemen

Mit Harninkontinenz meint man die Unfähigkeit, den Harn oder Harntröpfchen zurückzuhalten, so dass es zu einem unkontrollierten, häufig unbemerkten Harnverlust kommt. Es gibt verschiedene Arten von Inkontinenz: Stress-, Drang-, Reflex- und Überlaufinkontinenz.

Zunächst sollten Sie sich deutlich machen, wie die gesunde Blasenentleerung funktioniert. Bei der gesunden Blasenentleerung sammelt sich der Urin langsam in der Blase an. Die Blase läuft etwa dreiviertel voll, bevor sie signalisiert, dass sie entleert werden möchte. Die Dehnungsfühler melden dann dem Gehirn, dass die Blase voll ist. Harndrang wird ausgelöst. Bei der folgenden willentlichen Entleerung zieht sich die Muskulatur der Blasenwand zusammen und presst den Urin in die Harnröhre. Dadurch dehnt sich auch die Harnröhre, was wiederum zur Folge hat, dass der innere Blasenschließmuskel erschlafft und Urin abfließen kann.

Stressinkontinenz

Diese Art der Inkontinenz hat nichts mit psychischem oder beruflichem Stress zu tun, was eine häufig verbreitete Ansicht ist. Das Wort leitet sich vom englischen Wort »stress« ab, was so viel heißt wie Belastung oder auch Gewicht.

Die Stressinkontinenz wird oft auch als Belastungsinkontinenz bezeichnet und tritt bei Belastung und Druckanstieg im Bauchraum auf.

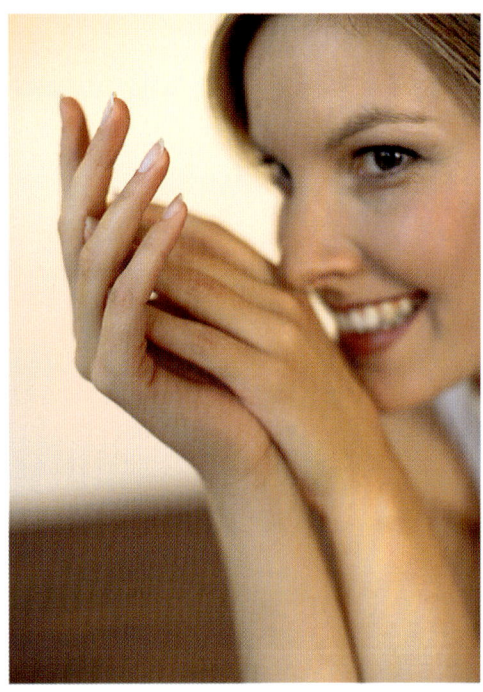

Ein trainierter Beckenboden gibt Sicherheit und ein positives Lebensgefühl.

Im Allgemeinen liegt hier eine Schwächung des Beckenbodenmuskels und dadurch ein beeinträchtigter Blasenschließmuskel vor. Der Harnröhrenverschluss funktioniert nicht mehr zufrieden stellend.
Jede Art von Überdehnung des Beckenbodens kann eine Stressinkontinenz zur Folge haben. Besonders in Schwangerschaften wird der Beckenboden enorm belastet, aber auch falsches Heben und Tragen oder schwere körperliche Arbeit begünstigen eine Stressinkontinenz. Übrigens entfällt nach einer operativen Entfernung der Gebärmutter die Stützfunktion für die Blase, sie sackt ab.

Frauen sind wesentlich häufiger von der Stressinkontinez betroffen, aber auch bei Männern tritt sie auf, und zwar häufig, wenn ein Teil der Prostata entfernt wurde und dabei die Muskulatur um den oberen Harnröhrenabschnitt und der äußere Schließmuskel verletzt wurden.
Bei der Stressinkontinenz hat sich das Beckenbodentraining bei Frauen und Männern bestens bewährt.

Dranginkontinenz

Hier liegt die Störung in einer Funktion des Blasenmuskels vor. Es kommt zu einem plötzlichen starken Harndrang mit unfreiwilligem Harnverlust. Man spricht von einer »überaktiven Blase«. Die Blasenmuskulatur ist überaktiv, weil die Rezeptoren, die den Füllungsgrad der Blase an das Gehirn melden, überempfindlich sind. Man kann zum Beispiel schon nach einer Tasse Kaffe oder einem Glas Wasser den Zwang spüren, unbedingt zur Toilette gehen zu müssen. Dies passiert jedoch vor allem in Stresssituationen, bei Anspannung und Aufregung.
Die Psyche und die Nerven reagieren darauf, die Angst wächst und verstärkt den Auslöser. Die überaktiven Rezeptoren des Blasenschließmuskels melden fälschlicherweise an das Gehirn, die Blase sei voll. Dadurch verstärken sich die Impulse an die Blasenmuskulatur und die Blase entleert sich ungewollt. Starker Harndrang zwingt die Betroffenen immer häufiger zu Toilettengängen. Weil aber die Blase nie richtig voll ist und die Blasenmuskulatur nicht ge-

dehnt wird, nimmt die Blasenkapazität immer mehr ab. Aus diesem Grunde tritt der Harndrang immer früher auf.

Der Arzt rät zu einem gezielten Verhaltenstraining: Die Betroffenen versuchen in diesem Fall die Abstände zwischen den Toilettengängen wieder länger werden zu lassen. Dabei helfen vor allem Atem- und Entspannungsübungen.

Reflexinkontinenz

Bei dieser eher seltenen Form ist die Nervenleitung von der Harnblase zum Gehirn gestört. Es fehlt das Gefühl für eine volle Blase. Die Harnblase wird deshalb nur als unwillkürlicher Reflex entleert. So kann es zum Beispiel durch einen zufälligen Reiz wie Husten oder Niesen zu einem Zusammenziehen der Blasenmuskulatur kommen und diese entleert sich vollständig. Auch Hüpfen oder Joggen kann diesen Reflex auslösen.

Überlaufinkontinenz

Die Blase ist ständig prall gefüllt und es kommt zum tropfenweisen Urinabgang. Das ist die häufigste Form der Blasenschwäche bei Männern. Wenn die Prostata sich im Alter vergrößert, wird die Harnröhre eingeengt und der Harnfluss behindert. Dadurch wird die Harnblase überdehnt, bis der Harn »überläuft«. Die Blase fühlt sich nie ganz leer an, der Betroffene hat ständig den Drang zum Wasserlassen, es geht jedoch kaum Urin ab, das Tröpfeln geht weiter. Durch die überfüllte Blase übersteigt der Blasendruck den Harnröhrendruck, so

dass in kleinen Abständen Urin abgeht. Eine völlige Blasenentleerung ist nur mit Hilfe der Bauchpresse möglich.

Mehr Spaß beim Sex

Es ist erwiesen, dass sportliche Betätigung sowohl in jungen Jahren als auch im fortgeschrittenen Alter bewirken, dass Frau und Mann gesünder bleiben und die allgemeine körperliche Durchblutung und Sauerstoffaufnahme in allen Organen und Geweben und in jeder Zelle besser ist. Alle Muskeln bleiben kräftiger, funktionstüchtiger, geschmeidiger und das Bindegewebe straffer. Die Potenz und Erektionsfähigkeit beim Mann bleiben länger und besser erhalten. Das gezielte Beckenbodentraining hat eine ganz besondere Wirkung.

Durch die Anspannungs- und Entspannungsübungen wird die Beckenbodenmuskulatur gekräftigt. Dadurch kann mehr Blut und Sauerstoff in die Sexualorgane gepumpt werden. Erektionsstörungen können somit vermieden werden.

Auch die Prostata wird durch regelmäßig ausgeführte Beckenbodenübungen stimuliert und ihre Gesunderhaltung wird

Ganz ohne Apotheke

Regelmäßig ausgeführte Beckenbodengymnastik ist besser als jede Viagra-Pille.

dadurch begünstigt. Es ist erwiesen, dass Männer, die ihren PC-Muskel trainieren, den Orgasmus länger hinauszögern, eine vorzeitige Ejakulation verhindern und Erektionsstörungen verhindern oder beseitigen können.

Wie entsteht eine Erektion?

Eine Erektion ist ein äußerst komplexer Vorgang, der durch ein Zusammenspiel von Nervenreizen, Botenstoffen, Blutzirkulation und Muskeln zustande kommt. Ausschlaggebend sind dabei die Blutzufuhr und die blutaufnehmenden Schwellkörper. Die beiden Penis-Schwellkörper befinden sich auf dem Penisrücken und ermöglichen die Erektion, indem sich ihre schwammartigen Hohlräume prall mit Blut füllen. Im schlaffen Zustand sind die Muskelstränge in den Arterien der Schwellkörper dauerhaft kontrahiert und verhindern dadurch, dass sich die Adern ausdehnen und zu viel Blut einströmt.

Wird der Mann sexuell erregt, bekommen die glatten Muskeln in den Arterien den Befehl, zu erschlaffen. Als Folge weiten sich die Adern, Blut strömt in die Schwellkörper und gleichzeitig wird der venöse Rückstrom der Penisvenen gedrosselt, da die Blutfülle die kleinen Venen in den Schwellkörpern abdrückt. Der Penis verhärtet sich und wird steif.

Was hilft gegen eine Erektionsstörung?

Bei einer Erektionsstörung, die wohl schon jeder Mann im Leben erlebt hat, kann entweder die Erektion nicht lange genug aufrechterhalten werden oder es kommt erst gar nicht dazu. Wenn dies eine seelische Ursache hat, muss diese natürlich zuerst beseitigt werden. Ansonsten gibt es verschiedene Möglichkeiten, die Erektionsstörung zu beheben.

Eine sehr bekannte Möglichkeit ist das Einnehmen eines Mediakaments, zum Beispiel von Viagra, das bewirkt, dass das körpereigene Enzym PDE 5 blockiert wird. Dieses Enzym sorgt normalerweise dafür, dass der erektionsauslösende Botenstoff cGMP nach der Erektion wieder abgebaut wird. Während cGMP zu einer Erschlaffung der Muskulatur in den Schwellkörpern und durch den dadurch ausgelösten verstärkten Blutstrom zur Erektion führt, sorgt PDE 5 dafür, dass das muskelentspannende Enzym cGMP wieder zerlegt wird. Dadurch kommt es wieder zu einer Anspannung der glatten Schwellkörpermuskeln und zu einer Drosselung der Blutzufuhr. Das Glied erschlafft.

Sildena und Viagra sind PDE-5-Hemmer. Diese Mittel sorgen dafür, dass cGMP erhalten bleibt und dass auch geringe Mengen davon zu einer vollständigen Entspannung der Arterienmuskeln und zu einer Gliedversteifung führen. Die Konzentration des chemischen »Steifmachers« erhöht sich und die Erektion wird dauerhafter und härter. Man sollte wissen, dass dieses Medikament den Blutdruck senkt und die Blutgefäße erweitert. Es sollte deshalb nicht zusammen mit anderen Nitraten eingenommen werden, da der Blutdruck dann plötzlich zu stark absinken kann.

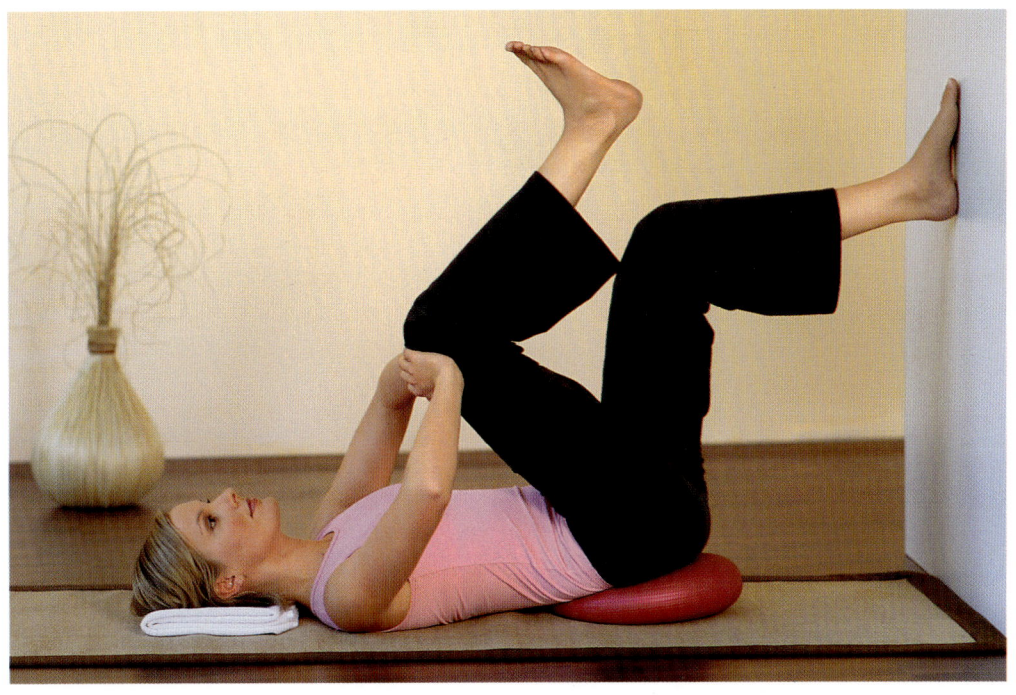

Beckenbodenübungen helfen auch bei vielen sexuellen Problemen. Spezielle Kräftigungsübungen können das Lustempfinden in jedem Alter steigern.

Auch Alkohol ist ein Gefäßerweiterer. Deshalb sollte Viagra nicht mit zu viel Alkohol kombiniert werden. Ein Gläschen Wein schadet jedoch nicht.

In verschiedenen Zeitungen und Zeitschriften las man kürzlich, dass Beckenbodentraining für Männer besser als Viagra ist. Einer Kölner Studie zufolge hilft regelmäßig ausgeführte Beckenbodengymnastik ebenso gut gegen bestimmte Erektionsstörungen wie Viagra. 80 Prozent der Männer mit einer Schwäche des Schwellkörpers im Penis erreichten durch gezieltes Beckenbodentraining eine Verbesserung der Erek-

tionsfähigkeit. Darüber berichtete zum Beispiel das Fachblatt »Der Urologe«. Am sichersten, völlig nebenwirkungslos und gut für den gesamten Körper ist in jedem Fall die Beckenbodengymnastik.

Mein Tipp

Männer, die sportlich aktiv sind und regelmäßig Beckenbodengymnastik ausführen, bleiben nicht nur fit, sondern können auch ihre Erektionsfähigkeit bis ins hohe Alter bewahren.

Mit Lust und Laune

Auch der weibliche Orgasmus und die sexuelle Empfindungsfähigkeit haben viel mit der Beckenbodenmuskulatur zu tun, weil sich in diesem Bereich viele Nervenendigungen befinden. Gut trainierte Beckenbodenmuskeln können die Intensität des Orgasmus sehr wohl steigern und die sexuelle Empfindsamkeit verbessern. Beim Liebesspiel entstehen stärkere Empfindungen. Nicht nur die Muskeln im Genitalbereich werden kräftiger, auch die Scheidenwände werden straffer und stärker.

Der amerikanische Gynäkologe Arnold Kegel entwickelte in der Mitte des 19. Jahrhunderts einige Beckenbodenübungen gegen Stressinkontinenz. Frauen, die die Übungen absolvierten, berichteten damals schon von der angenehmen »Nebenwirkung«, auch stärkere sexuelle Empfindungen durch die Übungen bekommen zu haben. Beim Orgasmus kommt es zu rhythmischen Zusammenziehbewegungen der Beckenbodenmuskulatur. Ein schwacher Muskel lässt kaum ein erregendes Sexualleben zu. Anders ein gestärkter Muskel.

Durch das bewusste An- und Entspannen der Beckenbodenmuskeln im schnellen Wechsel können außerdem alle Genitalorgane besser durchblutet werden. Im erregten Zustand füllen sich auch die Schwellkörper rechts und links unter den kleinen Schamlippen vermehrt mit Blut. Die Schamlippen schwellen an und die Klitoris vergrößert sich. Die Klitoris ist durchzogen von vielen Blutgefäßen und empfindsamen Nervenenden. Sie wird steif ähnlich einem Penis. Beim Höhepunkt beendet das rhyth-

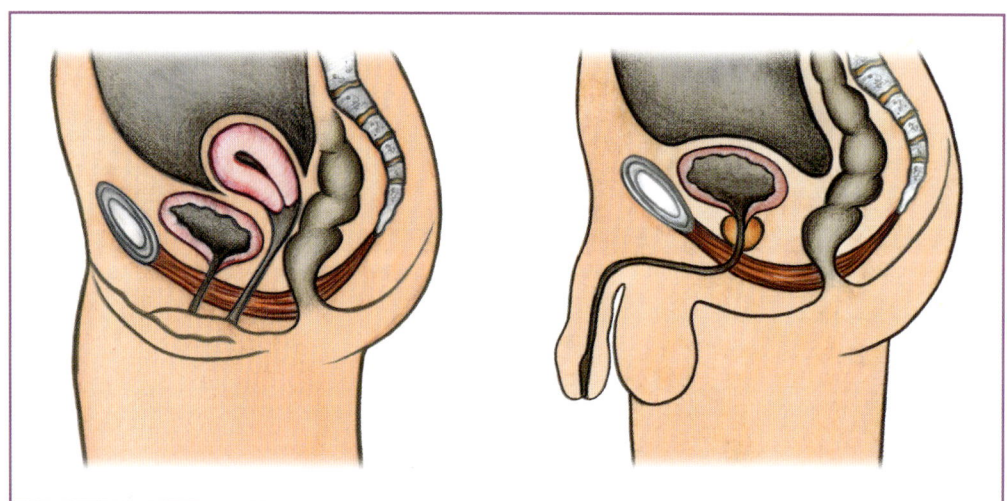

Die Abbildung zeigt das Becken und den Beckenboden von der Seite: bei der Frau (links) und beim Mann (rechts).

mische Zusammenziehen der Beckenbodenmuskeln die weitere Blutzufuhr und das Gewebe schwillt wieder ab.

Männersorgen

In den ersten 40 Lebensjahren spürt sie der Mann nicht, die Prostata, eine Drüse von der Größe einer Kastanie, in der Samenleiter und Harnröhre zusammenlaufen. Sie »mischt« bestimmte Sekrete in die Samenflüssigkeit, so dass die Bewegung der Samenfäden aktiviert wird. Sie befindet sich direkt unterhalb der Harnblase, auf der Muskelplatte des Beckenbodens und liegt hinter dem Mastdarm an. Die Prostata besteht aus etwa 40 einzelnen kleinen Drüsen, sie umschließt dabei ringförmig in ihrer Mitte die Harnröhre.

Vor allem nach dem 50. Lebensjahr scheint bei allen Männern eine Prostatavergrößerung stattzufinden, die aber sehr unterschiedlich verläuft. Bei einer Wucherung der Prostata wird der Blasenausgang behindert und die Harnröhre zunehmend eingeengt. Der Druck auf die Harnleiter führt zu häufigem und erschwertem Wasserlassen. Durch Beckenbodenübungen werden die Prostata und das Gewebe und die Muskulatur in ihrer unmittelbaren Nähe besser durchblutet und länger gesund erhalten. Prof. Hartwig W. Bauer, Prostataspezialist und Urologe aus München, weist außerdem darauf hin, dass Japaner, die täglich Soja und Tofu zu sich nehmen, viel seltener mit der Prostata Probleme bekommen. Außerdem betont er, dass viel Bewegung und auch Sex die beste Medizin seien, einer Prostatitis vorzubeugen. Zweiteres wirke auf die Prostata wie ein Selbstreinigungsprozess.

Wechseljahre

Beckenbodenprobleme nehmen durch die Hormonumstellung häufig in den Wechseljahren zu oder treten in gehäuftem Maße auf. Bewegung und gezielte Übungen sind jetzt besonders wichtig. Der Östrogenspiegel wird immer niedriger. Es treten organische Veränderungen auf, die in erster Linie die Genitalschleimhaut betreffen. Diese bildet sich spürbar zurück und wird trocken, wodurch es zu Schmerzen beim Geschlechtsverkehr kommen kann. Damit geht eine Gewebeschwäche von Harnröhre, Scheide und Blase sowie des Beckenbodens einher. Das Risiko inkontinent zu werden, erhöht sich deutlich. Manche Frauen bemerken auch trockene Schleimhäute im Nasen- und Rachenbereich, im Mund und in den Augen. Durch die versiegenden Hormone verlieren Muskulatur und Bindegewebe an Elastizität und Festigkeit. Das Bindegewebe wird lockerer. Das Beckenboden- und Genitalgewebe macht eine hormongesteuerte natürliche Schwächung mit. Die Unterleibsorgane senken sich leicht ab, die Blasenschließmuskulatur ist geschwächt. Um die Spannkraft der Beckenbodenmuskulatur sowie der Scheiden- und Harnröhrenwände zu erhalten, sind Beckenbodenübungen angebracht. Außerdem bewirken sie eine bessere Durchblutung und Ernährung dieser Organe. Auch die Schleimhäute können dadurch gesünder erhalten werden.

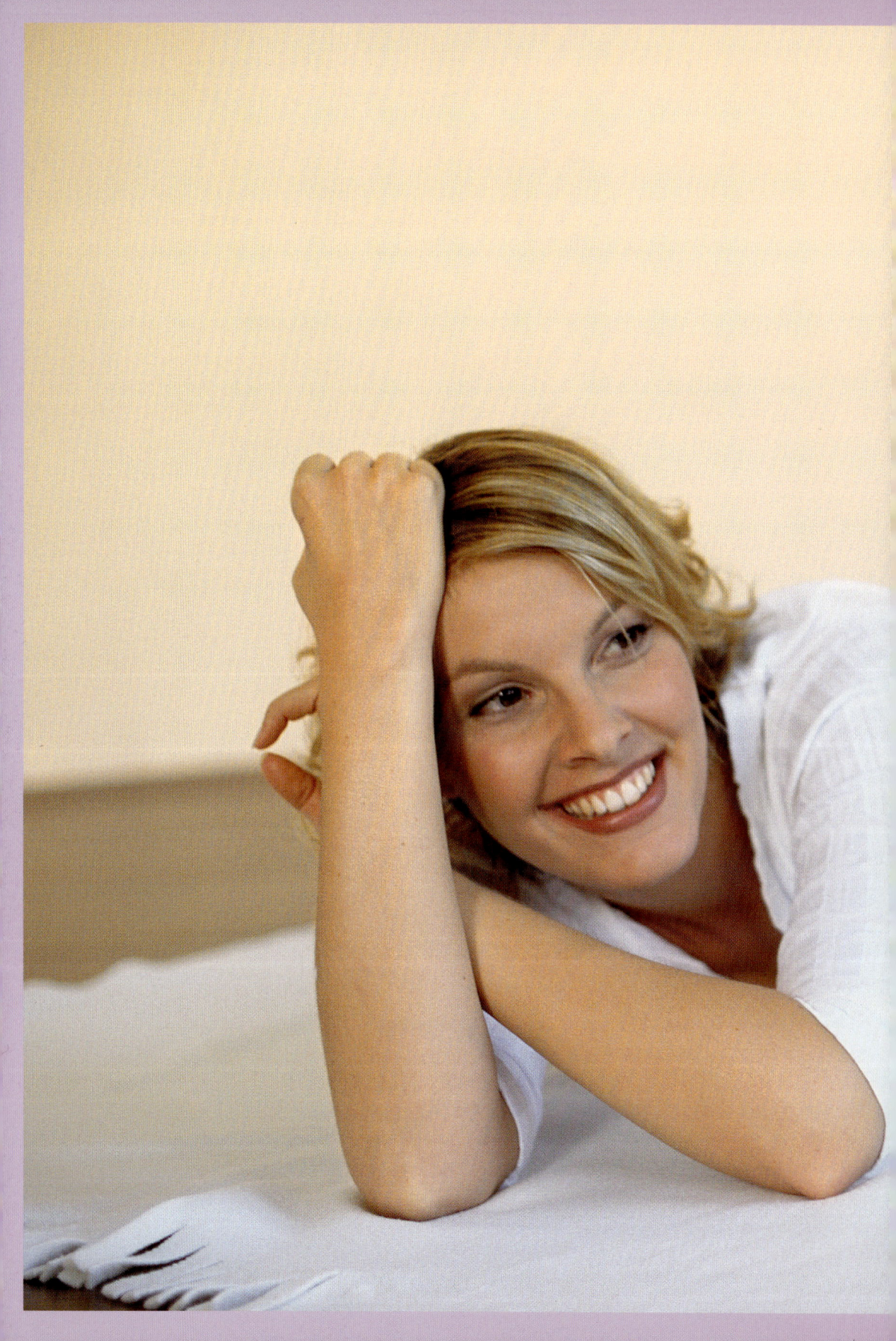

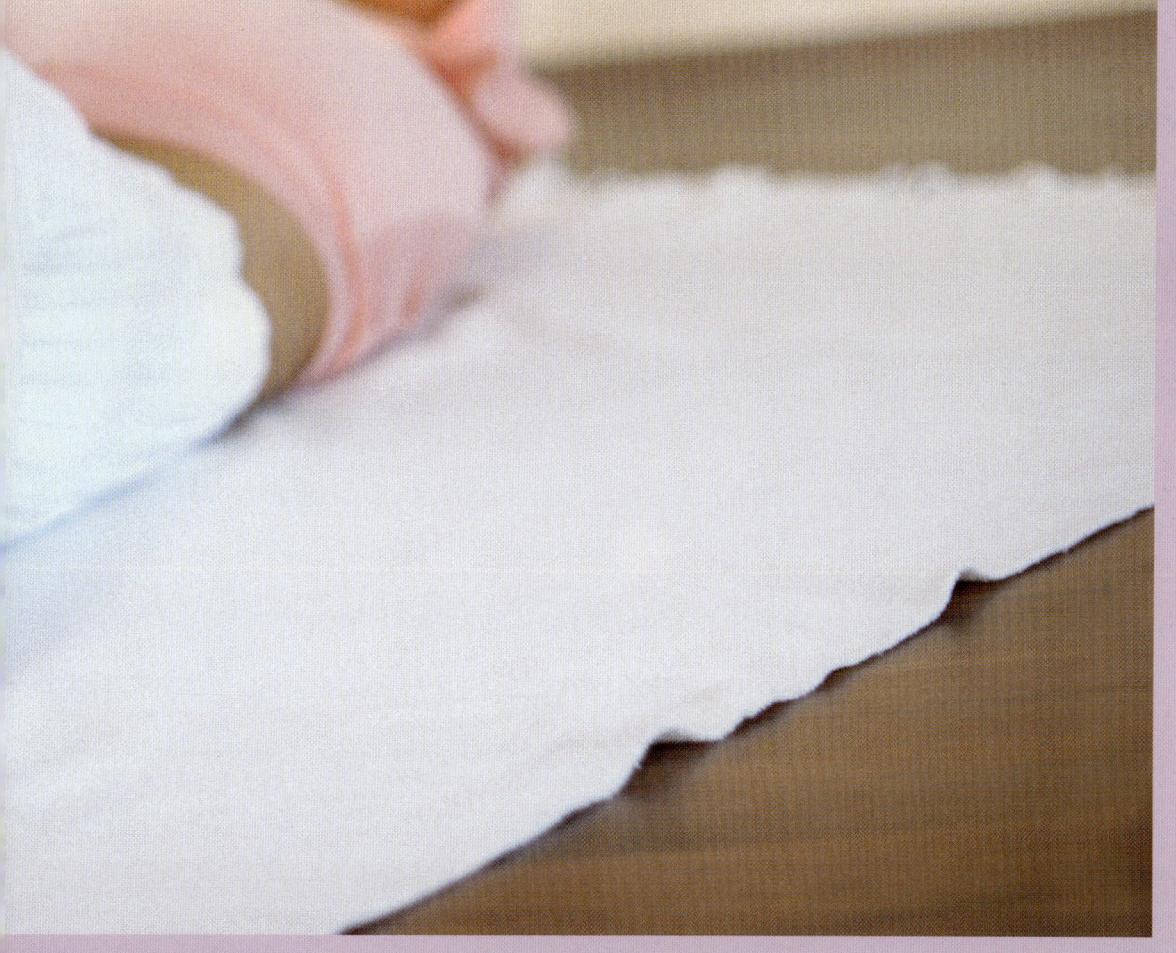

Wunderwerk Beckenboden

Der Beckenboden ist ein muskuläres Wunderwerk, die Basis unseres Seins und unserer Aufrichtung. Er ist der Sitz von Kraft und Energie und wie eine Schale, in der die vitale Lebensenergie gesammelt und gespeichert wird. Je besser Sie Ihren Beckenboden, seine Lage, seinen Aufbau und seine Struktur kennen, umso exakter und wirksamer können Sie die Übungen ausführen und umso bewusster werden Sie Ihre Mitte erleben, die Ihnen Kraft, Stabilität, Verwurzelung und Geerdet-Sein schenkt.

Ein Streifzug durch die Anatomie

Je besser das theoretische Wissen über den Beckenboden, seinen Aufbau und seine Lage ist, umso erfolgreicher und genauer

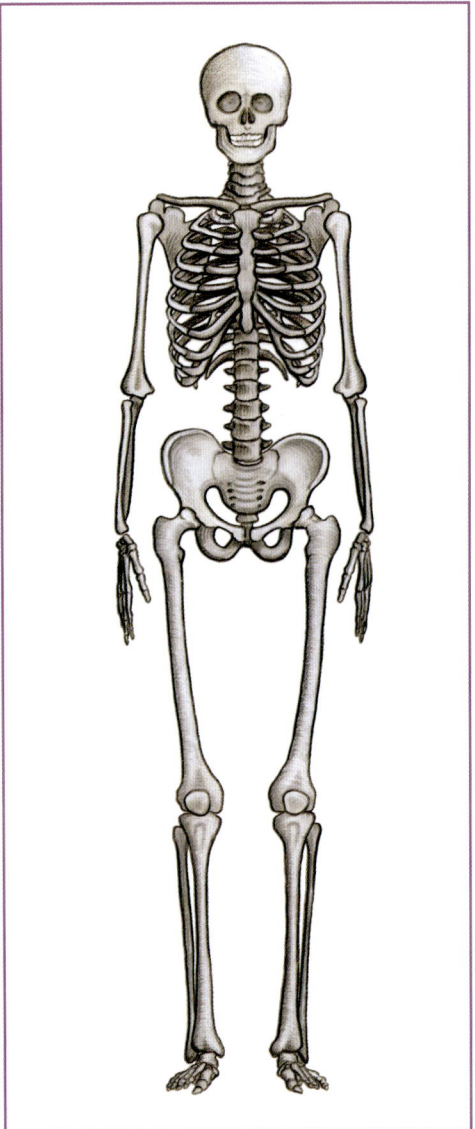

können Sie trainieren. Wenn das Gehirn versteht, was Sie tun, fällt es Ihnen leichter, einen Muskel anzuspannen, auch wenn man ihn nicht sieht.

Die Kenntnis über die Anatomie des Beckenbodens und seine Lage ist äußerst wichtig, um genau und effektiv üben zu können. Ohne Kenntnisse der Anatomie und des Aufbaus von Becken und Beckenboden kann nicht gezielt und wirksam geübt werden. Nehmen Sie sich deshalb für dieses Kapitel genügend Zeit. Es enthält all die Informationen, die für ein erfolgreiches Beckenbodentraining wichtig sind.

Lernen Sie Ihren Beckenboden kennen

Da wir die Beckenbodenmuskeln nicht sehen können, müssen wir zuerst lernen, sie zu spüren, zu lokalisieren, wahrzunehmen und sie isoliert anzuspannen.

Führen Sie die Vorübungen zum Kennenlernen der »kleinen« Beckenbodenmuskeln mit viel Konzentration und Geduld aus, denn nur dann werden Sie bei den folgenden Übungen die richtigen Muskeln anspannen. Diese Basisübungen sind die Grundlage für die weiteren Übungsausführungen.

Zuerst ist es sinnvoll einen Blick auf das Becken zu legen, es zu erkunden und sich mit ihm vertraut zu machen. Denn der Beckenboden bildet die Grundlage des Be-

Das Becken liegt im Zentrum unseres Körpers und verbindet Rumpf und Beine miteinander.

ckens und schließt es nach unten hin ab. Das knöcherne Becken liegt im Zentrum unseres Körpers und verbindet Ober- und Unterkörper miteinander. Das Becken besteht aus den beiden Darmbeinschaufeln, den beiden Schambeinästen und den beiden Sitzbeinen mit den gut erfühlbaren Sitzhöckern, die die tiefsten Knochenpunkte des Beckens darstellen und beim aufrechten Sitzen auf einem harten Stuhl gut spürbar sind. Vorne werden die beiden Schambeinäste durch die Schambeinfuge vereint. Hinten verbindet das Kreuzbein die beiden Beckenhälften. Das Becken ist ein knöcherner, aber nicht völlig starrer Ring, der eine bergende Schale für die Verdauungs-, Ausscheidungs- und Sexualorgane darstellt. Der Beckenausgang wird durch den muskulären Beckenboden gebildet, der hauptsächlich die Last der Eingeweide trägt. Innerhalb des Beckens befinden sich aber auch Gelenke. Am unteren Rand eines

Beweglich und kräftig

Ein geschmeidiges Becken ist die Grundvoraussetzung für einen vitalen, straffen und lebendigen Beckenboden.

Hüftknochens befindet sich eine Öffnung, das Hüftloch. Es bildet mit dem Gelenkkopf des Oberschenkelbeins das Hüftgelenk. Im Hüftgelenk können wir entweder das Bein gegen das Becken oder umgekehrt das Becken gegen das Bein bewegen.

Hinten werden beide Beckenhälften durch das Kreuzbein verbunden. Zwischen Kreuzbein und Beckenknochen befindet sich das Kreuzbein-Darmbein-Gelenk (Iliosakralgelenk). Durch das Kreuzbein ist das Becken mit der Wirbelsäule verbunden. Das Kreuzbein geht nach oben in die Lendenwirbelsäule über und nach unten in das Steißbein.

Eine anatomisch korrekte Beckenhaltung ist nicht nur wichtig für den Rücken, die Wirbelsäule und alle Gelenke, sondern auch für den Beckenboden. Außerdem ist ein bewegliches, nicht starres Becken für einen lebendigen, geschmeidigen und trotzdem straffen, stabilen Beckenboden notwendig.

Übrigens bedeutet langes Sitzen immer eine besondere Belastung für die Bandscheiben, die Wirbelkörper und auch den Beckenboden.

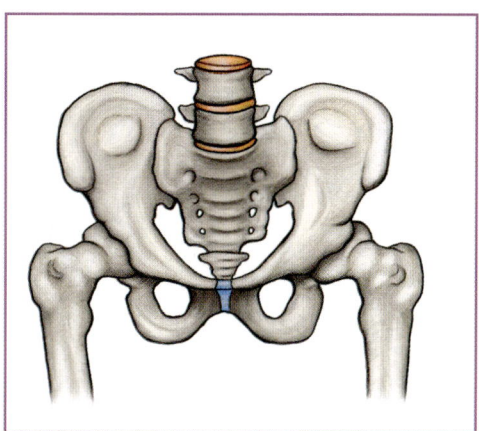

Eine gute Beckenhaltung wirkt auf die Beckenbodenmuskulatur stabilisierend.

Zum Einstieg: kleine Vorübungen

Erkunden des Beckens

Schauen Sie sich noch einmal genau die Abbildungen des Beckens von vorne, von hinten und von oben an. Tasten Sie dann Ihr Becken mit den Händen ab:

- Stehen Sie aufrecht mit leicht gebeugten Knien, die Füße sind parallel und hüftbreit auseinander.

- Legen Sie Ihre Hände zuerst oben an die großen Beckenschaufeln. Ertasten Sie die etwas wulstigen Darmbeinkämme.

- Streichen Sie weiter nach hinten und erspüren Sie im Rücken die breite Fläche des Kreuzbeins. Stellen Sie sich vor, dass das Gewicht des Oberkörpers auf diesem »heiligen Knochen« ruht. Von hier aus wird das Körpergewicht gleichmäßig auf die Beine verteilt.

- Ertasten Sie anschließend den weiteren Verlauf der Wirbelsäule bis zur Steißbeinspitze.

Mein Rat

Stellen Sie sich vor, dass Sie einer Sonnenblume gleichen, die im Boden tief verwurzelt ist (Füße) und deren Blüte sich hoch nach oben der Sonne entgegenstreckt (Kopf).

- Beginnen Sie nun noch einmal oben bei den Darmbeinschaufeln und streichen Sie jetzt mit den Fingern am Knochen entlang bis zum Schambein.

- Nun ertasten Sie noch die Sitzbeinknochen. Dies geht leichter, wenn Sie sich mit geradem Rücken ein wenig nach vorne beugen. Die Knie bleiben dabei leicht gebeugt.

Kennenlernen der Sitzbeinknochen

Es ist zuerst einmal wichtig ein Gespür für die Sitzbeinknochen zu bekommen. Denn sie bilden die Sitzbasis sowie die Ansatzpunkte für die Beckenbodenmuskeln.

- Setzen Sie sich aufrecht auf die Vorderkante eines Stuhls und rutschen Sie mit dem Po etwas hin und her. Erspüren Sie beide Sitzbeinknochen.

- Legen Sie nun die Hände unter diese Knochenstacheln und erfühlen Sie sie bewusst, wenn Sie hin- und herrutschen. Anschließend ziehen Sie die Hände wieder weg.

- Bewegen Sie das Becken nun vom Schambein zum rechten Sitzknochen, danach zum Steißbein und von dort zum linken Sitzknochen.

- Führen Sie diese Bewegung auch in die andere Richtung aus. Stellen Sie sich vor, dazwischen liegt der Beckenboden.

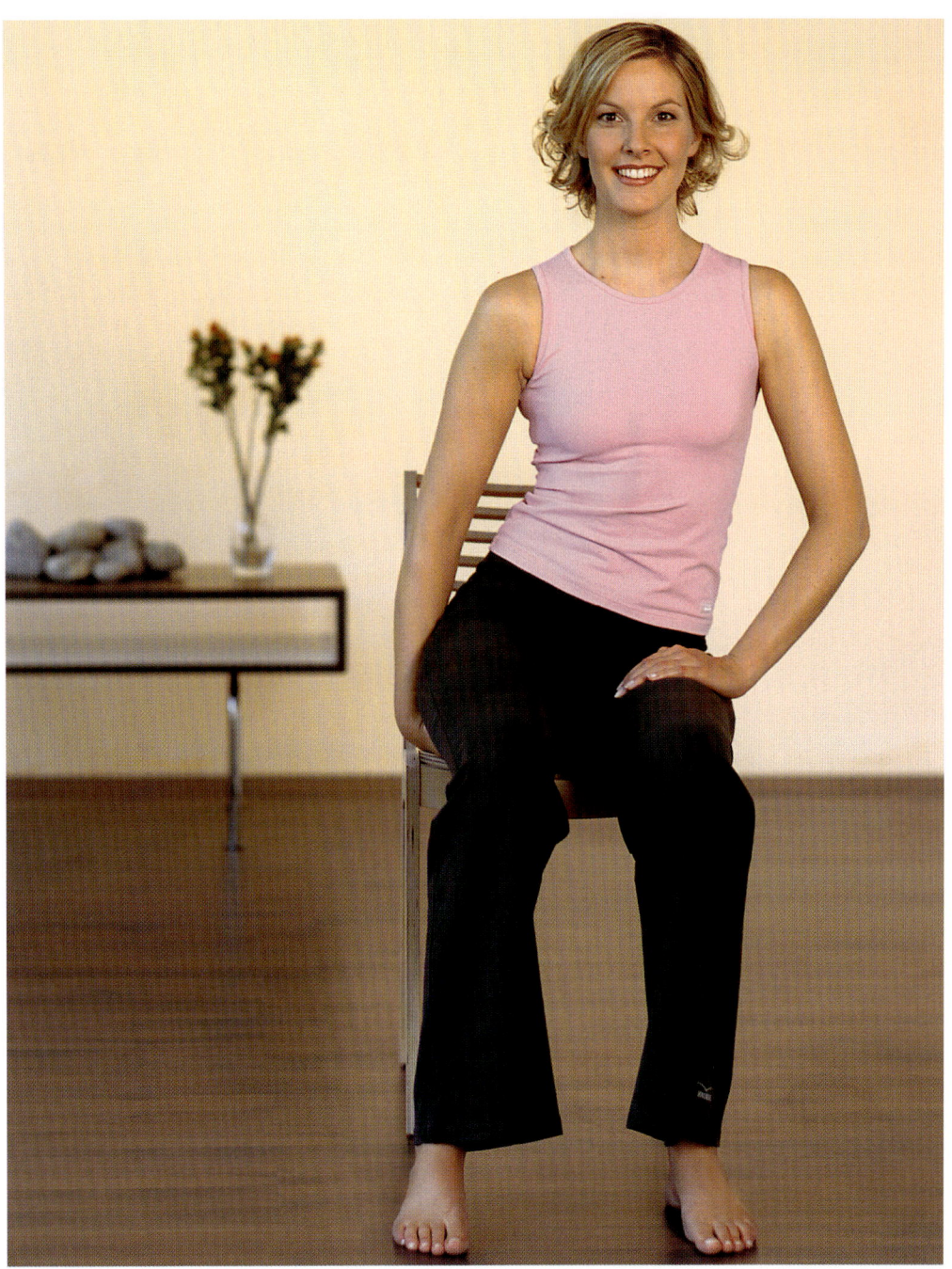

Erfühlen Sie mit dieser ersten Vorübung Ihre Sitzbeinknochen.

Die richtige Beckenbalance im Stehen

● Stellen Sie sich aufrecht hin, mit leicht gebeugten Knien. Die Füße stehen parallel und hüftbreit auseinander. Legen Sie entweder beide Hände oben auf die hervorstehenden Knochen des Beckens (Darmbeinstachel) oder eine Hand auf den Unterbauch, die andere auf das Kreuzbein.

● Kippen Sie das Becken vor und zurück, gehen Sie abwechselnd ins Hohlkreuz und machen Sie dann das Kreuz eher rund.

● Nachdem Sie diese Bewegung einige Male ausgeführt haben, lassen Sie das Becken in seiner Mittelstellung stehen, also nicht zu sehr nach vorne und nicht zu sehr nach hinten gekippt.

● Wenn das Becken in seiner lotgerechten Mittelposition ist, liegen das Schambein und die Darmbeinstachel auf einer senkrechten Mittelachse. Die Spitze des Schambeins und die des Steißbeins befinden sich auf einer waagerechten Linie.

Die richtige Beckenbalance im Sitzen

● Setzen Sie sich aufrecht auf die Vorderkante eines Stuhls, und zwar auf die Sitzbeinknochen. Legen Sie die Hände auf die Darmbeinstacheln oder eine Hand auf den Unterbauch, die andere auf das Kreuzbein.

● Verlagern Sie das Gewicht vor die Sitzbeinknochen. Dabei entsteht ein vermehrtes Hohlkreuz. Die Sitzbeinknochen weichen leicht auseinander.

● Danach verlagern Sie das Gewicht hinter die Sitzbeinknochen, dabei wird das Kreuz eher rund.
Die Sitzbeinknochen kommen eher zusammen.

● Wechseln Sie diese beiden Extrempositionen einige Male ganz bewusst und pendeln Sie dann das Becken in der lotgerechten Mittelstellung ein, wobei das Gewicht gleichmäßig auf beide Sitzbeinknochen verteilt ist.

● Stellen Sie sich zwischen Steißbein und dem höchsten Scheitelpunkt einen goldenen Faden vor, an dem Sie sich nach oben ziehen lassen. Spüren Sie, wie dabei der Rücken ganz lang wird.

● In dieser optimalen Haltung lastet das Gewicht des Oberkörpers und der inneren Organe nicht nur auf dem Beckenboden, sondern auch auf dem Knochendreieck Sitzbeinhöcker und Schambein. Die Körperblöcke sitzen übereinander und sind nicht verschoben.

● Nur in dieser aufrechten Haltung, wenn das Becken »im Lot« und gleichmäßig belastet ist, drückt das Gewicht der Eingeweide nicht voll auf den weichen Beckenboden, sondern wird auf die knöchernen Teile des Beckens übertragen. Die gesamte Körperhaltung profitiert davon, die Lendenwirbelsäule und das Kreuzbein genauso wie die Halswirbelsäule und der ganze Schultergürtel.

Lernen Sie Ihren Beckenboden kennen

Der Beckenboden ist eine dreischichtige Muskelgruppe, die Sie nicht sehen können. Man unterscheidet zwischen äußerer, mittlerer und innerer Schicht. Die einzelnen Muskelschichten haben zwar verschiedene Aufgaben, aber sie bilden eine Einheit. Für ein effizientes, zielgerichtetes Üben ist es deshalb sehr wichtig, dass wir aufmerksam und wach in uns hineinfühlen und hineinspüren. Genauso wichtig ist es, dass wir aufmerksam lernen, diese innere Muskelschicht wahrzunehmen. Dies ist am Anfang häufig etwas Ungewohntes, aber nichtsdestotrotz notwendig.

Der Beckenboden ist etwa so dick wie eine Hand, die drei Muskelschichten liegen gitterförmig übereinander. Durch diese besondere Struktur wird der Beckenboden sehr stark und belastbar.

Der Beckenboden bildet den Abschluss des kleinen Beckens und umschließt die Körperöffnungen, also Harnröhre, Scheide und After. Er stützt die inneren Organe wie Gebärmutter, Blase und Darm und hält auch die Harnröhre und Scheidenwände in der richtigen, aufgerichteten Lage. Wichtig ist nämlich, dass die Harnröhre die Beckenbodenmuskulatur im rechten Winkel durchtritt. Nur so ist die Schließfunktion optimal gewährleistet.

Die Beckenbodenmuskulatur ist am knöchernen Becken angebracht und hat die Form einer flachen Schale. Von der Seite gesehen sieht sie trichterförmig aus. Die Muskulatur erstreckt sich vom Schambein bis zum Steißbein und von Sitzbeinhöcker zu Sitzbeinhöcker. Die Muskelfasern sind gleichzeitig stabil und flexibel.

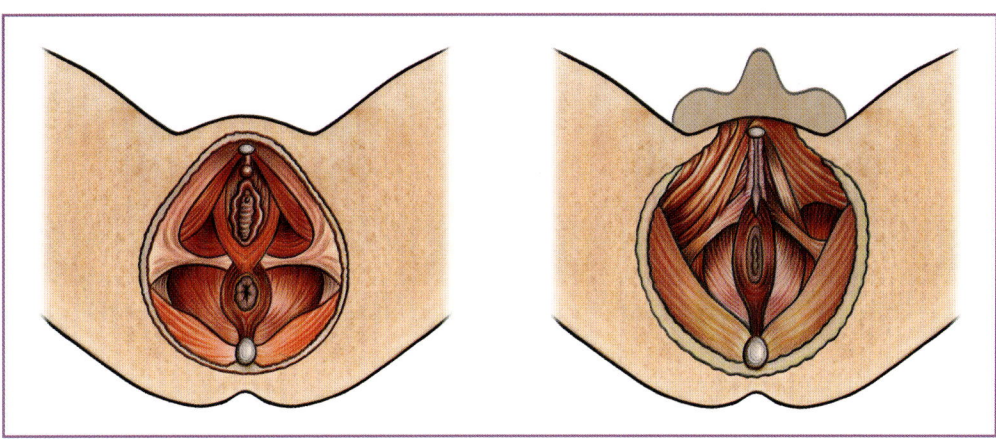

Vergleich der anatomischen Lage der weiblichen und der männlichen Beckenbodenmuskulatur von unten: bei der Frau (links) und beim Mann (rechts).

31

Die äußere Beckenboden-muskulatur

Diese oberflächliche Muskelschicht verläuft direkt unter der Hautoberfläche, und zwar von der Innenkante des Schambeins nach hinten bis zum Ende des Kreuzbeins. Sie wird von dem Muskelhaltekreuz und hauptsächlich von der Schließmuskulatur der äußeren Genitalien gebildet und auch als Sphinkterenschicht bezeichnet.

Sie schlingt sich um Harnröhre, Vagina und Anus bei der Frau und um Peniswurzel, Harnröhre und Anus beim Mann. Im Bereich des Damms überkreuzen sich diese Muskeln sowohl bei der Frau als auch beim Mann.

Das Muskelhaltekreuz

Es besteht aus zwei Muskelsträngen, die vom Schambein nach hinten zum Kreuzbein-Ende verlaufen. Sie kreuzen sich zwischen Scheide und After bei der Frau und zwischen Peniswurzel und After beim Mann. Im Dammbereich mischen sich die Muskelfasern, so dass ein fester Kreuzpunkt entsteht. Von unten gesehen sieht dieser Muskel aus wie eine liegende Acht. Die beiden verkreuzten Muskelstränge geben den anderen Muskeln der äußeren Beckenbodenschicht Halt.

Das Muskelhaltekreuz besteht vor allem aus dem U-Muskel und dem äußeren Afterschließmuskel, die dann zusammen die Form einer lang gezogenen Brille oder einer doppelten Schlaufe bilden. Einzelne Bündel des Blasenmuskels überkreuzen sich im Muskelhaltekreuz und gehen in den Afterschließmuskel über.

Der U-Muskel

Andere Bezeichnungen sind Musculus bulbospongiosus, PC-Muskel oder auch Liebesmuskel. Er verläuft von der inneren Schambeinkante wie ein U um die Scheide herum und zurück zum Schambein. Dieser Muskel unterstützt die Funktion des Harnröhrenschließmuskels. Zwischen Scheide und After vermischt er sich mit dem Haltekreuz. Wenn er sich zusammenzieht, wird der Scheideneingang verengt. Bei Frau und Mann wird auch die Harnröhre zusammengedrückt, wodurch der Inhalt ausgedrückt wird.

Beim Mann umgibt der Blasenmuskel die Peniswurzel und die Schwellkörper um die Harnröhre herum. Der Muskel bewirkt eine stoßweise Entleerung bei der Ejakulation. Er ist beim Mann unpaarig in der Mitte verwachsen.

Bei der Frau sieht der Muskel wie ein U aus (ist paarig) und er bedeckt die Vorhofschwellkörper (das sind Venengeflechte), die neben den kleinen Schamlippen liegen und mit der Klitoris verbunden sind. Bei sexueller Erregung füllen sie sich mit Blut, wodurch das Gewebe verhärtet.

Beim Mann führt der Blutandrang in die Schwellkörper zur Verhärtung und Vergrößerung des Penis.

Der Afterschließmuskel

Seine Aufgabe ist der feste Verschluss des Enddarms.

Der Afterschließmuskel besteht aus Ringmuskeln, die dicht unter der Haut liegen und die sich seitlich mit den Muskelfasern des Haltekreuzes vermischen. Das Ringmuskelbündel rankt drei bis vier Zentimeter manschettenartig am Mastdarm empor. Seine beiden Hälften kreuzen in der Mitte vor und hinter dem Darmkanal die Fasern. Dort, wo sich seine Fasern mit denen des Blasenmuskels treffen, entsteht ein fester Kreuzpunkt.

Dieser Kreuzpunkt liegt auf einer Weichteilbrücke bzw. einer Bindegewebeplatte zwischen After und Scheide bzw. Hodensack. Dort treffen sich die Muskeln aus allen drei Beckenbodenschichten.

Als willkürlicher Schließmuskel des Darmes befindet er sich ständig in Kontraktion und wird zum Stuhlgang entspannt.

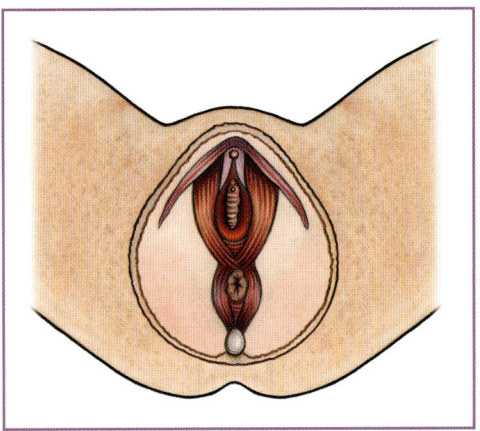

Die äußere Schicht der Beckenbodenmuskulatur bei der Frau

Der Sitzbein-Schwellkörper-Muskel

Dieser Muskel entspringt rechts und links der Sitzbeinhöcker und endet am Schambeinast und zwar an der Unterseite des Penis bzw. bei der Klitoris. Der Muskel ist bei der Frau eher als »Restmuskel« zu finden. Er unterstützt die Erektion und beim Mann die Ejakulation. Durch ihn wird das Blut in die Schwellkörper gepresst.

Insgesamt kann man sagen, dass die äußere Beckenbodenschicht, die hauptsächlich aus dem Muskelhaltekreuz, dem U-Muskel und dem Afterschließmuskel besteht, zunächst am leichtesten erfühlt werden kann. Sie liegt an der Oberfläche und ist uns deshalb bewusster und am vertrautesten. Sie wird immer dann angespannt, wenn man den Harnstrahl oder den Stuhlgang unterbrechen oder zurückhalten will. Daneben unterstützen die Muskeln dieser Schicht die sexuelle Funktion.

Es ist sinnvoll und am leichtesten am Anfang des Beckenbodentrainings mit dieser Muskelschicht zu »arbeiten«, damit man die sensible Wahrnehmung für die einzelnen Schichten schult und sie dann auch zu unterscheiden lernt.

Wenn wir lernen, genau zu spüren, welche Muskelschicht wir gerade anspannen, können wir gezielter und effektiver üben. Aber keine Angst, dies muss nicht immer sein: Sobald Sie ein Gefühl für jede einzelne Schicht entwickelt haben, können Sie Ihren Beckenboden in seiner Gesamtheit anspannen.

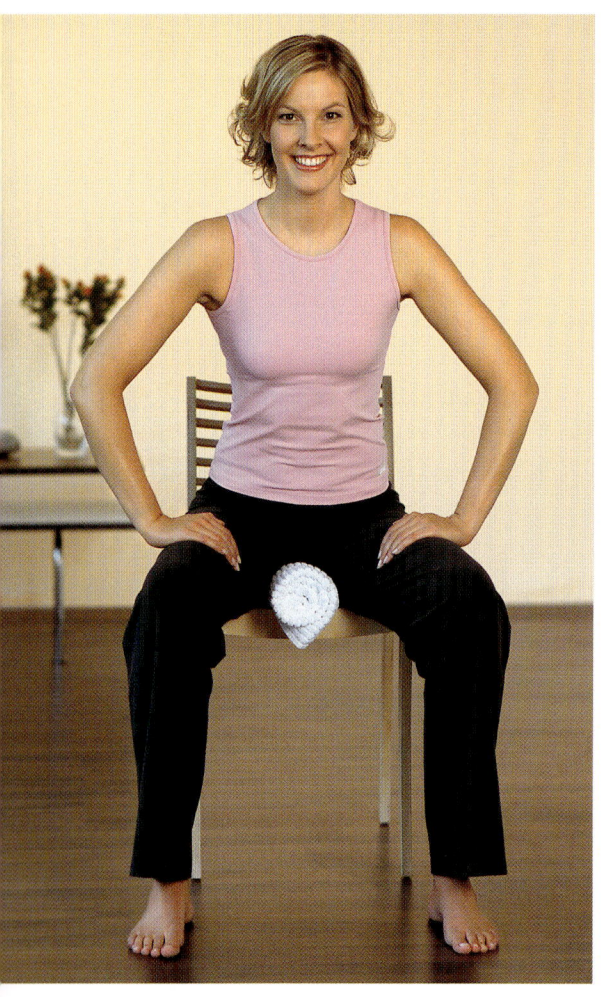

Diese Wahrnehmungsübung erleichtert Ihnen das Kennenlernen der äußeren Beckenbodenschicht.

Kleine Hilfe

Das Üben gegen einen festen Widerstand erleichtert die Wahrnehmung der vorderen und hinteren Beckenbodenmuskulatur.

Wahrnehmungsübung: äußere Schicht

● Rollen Sie eine Decke oder ein Handtuch fest zusammen und legen Sie diese Rolle auf einen harten Stuhl oder Hocker. Geeignet ist auch ein Kirschkernsäckchen. Setzen Sie sich auf den Stuhl, die Füße befinden sich fest auf dem Boden.

● Ihr Rücken ist gerade und aufgerichtet, Ihre Hände liegen locker auf den Oberschenkeln.

● Verlagern Sie das Gewicht nach vorne über den vorderen Teil des Beckenbodens und erspüren Sie ganz bewusst die vordere Beckenbodenmuskulatur. Versuchen Sie, diese kräftig anzuspannen und zusammenzukneifen.

● Die Spannung 6 Sekunden lang halten, dann lockerlassen. Das Anspannen 4- bis 6-mal wiederholen.

● Danach verlagern Sie das Gewicht nach hinten, so dass Sie jetzt über der hinteren Beckenbodenmuskulatur sitzen. Konzentrieren Sie sich dabei auf den Afterschließmuskel und versuchen Sie, diesen kräftig zusammenzukneifen.

● Die Spannung 6 Sekunden lang halten, dann loslassen. Das Anspannen 4- bis 6-mal wiederholen.

Diese Muskelschicht wird Ihnen auch dann vertrauter, wenn Sie ab und zu beim Toilettengang den Harnstrahl kurz anhalten.

Die mittlere Beckenboden-muskulatur

Die mittlere Beckenbodenschicht spannt sich wie ein Trampolin im vorderen Abschnitt des Beckenausgangs zwischen Sitzbeinknochen und dem Schambein. Die Fasern verlaufen quer. Diese Muskelschicht besteht aus dem trapezförmigen Hauptmuskel, dem quer verlaufenden Damm-Muskel, der den Beckenausgang zu drei Viertel abdeckt, und seinem schwächeren, schmalen Partner, dem oberflächlichen quer verlaufenden Damm-Muskel, sowie dem Blasenschließmuskel.

Der Blasenschließmuskel

Er besteht aus Muskelfasern, die sich vom Damm-Muskel abspalten und um die Harnröhre spiralförmige Schlingen bilden. Er ermöglicht den willentlichen Harnblasenverschluss. Seine Entspannung ermöglicht die Blasenentleerung.

Der äußere Blasenschließmuskel, den man im Gegensatz zum inneren Blasenschließmuskel bewusst an- und entspannen kann, liegt im Beckenboden und schlingt sich von da aus nach oben zur Blase.

Der quere Damm-Muskel

Er hat eine stabilisierende Funktion für das Becken und die gesamte Haltung, er zieht die Sitzbeinknochen zueinander. Der Muskel kann die seitlichen Beckenanteile verengen und fängt vor allem einen erhöhten Bauchinnendruck ab, wenn im Bauchraum

Druck nach innen ausgeübt wird (»Bauchpresse«, Husten, Niesen, schweres Heben). Bei Frauen ist dieser Teil der Muskulatur bedeutend schwächer als beim Mann. Man hat herausgefunden, dass Männer hier fast doppelt so viel Muskelgewebe aufweisen. Zusätzlich wird die Muskelschicht bei der Frau noch durch die durchtretende Scheide geschwächt. Diese dünnere Muskelschicht bei der Frau ermöglicht dem kindlichen Kopf bei der Geburt leichter hindurch zu treten. Aber ansonsten stellt diese dünne Muskelplatte einen Schwachpunkt bei den Frauen dar.

Dünneres, schwächeres Muskelgewebe in diesem Bereich bedeutet auch, dass der Druck aus dem Bauchraum stärker nach unten weitergeleitet wird. Die Kräftigung dieser quer verlaufenden, stabilisierenden Muskelschicht ist für Frauen deshalb besonders wichtig.

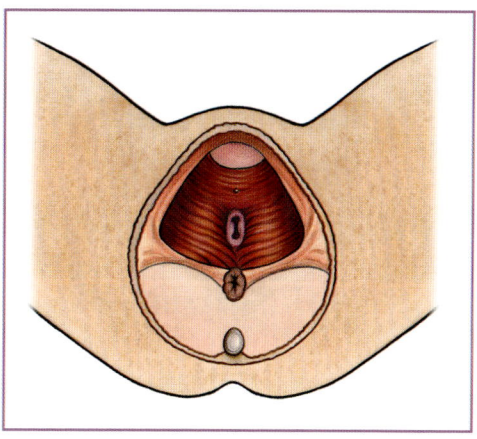

Die mittlere Schicht der Beckenbodenmuskulatur bei der Frau

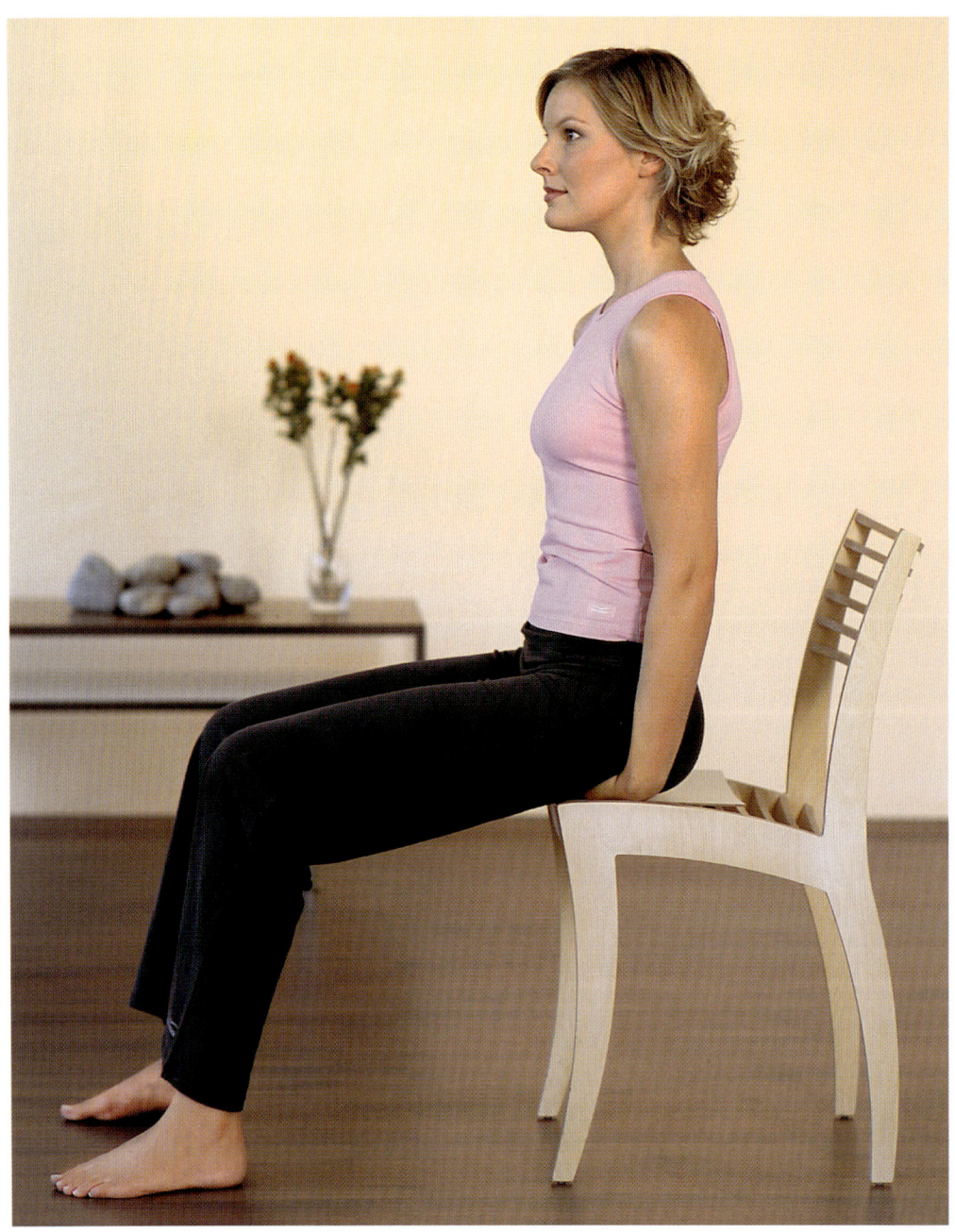

Bei dieser Übung nehmen Sie Ihre Sitzbeinknochen wahr und lernen Ihre mittlere Beckenbodenschicht kennen. Erspüren Sie die aufrechte, »königliche« Haltung über dem Becken und dem Beckenboden.

Wahrnehmungsübung: mittlere Schicht

• Setzen Sie sich aufrecht auf einen harten Stuhl und erfühlen Sie ganz bewusst Ihre Sitzbeinknochen. Wichtig ist, dass die gesamte Wirbelsäule aufrecht bleibt.

• Legen Sie beide Handflächen unter diese Knochen und schaukeln Sie mit dem Becken ein wenig hin und her.

• Nehmen Sie die Knochen bewusst wahr und stellen Sie sich vor, dass sich dazwischen der Beckenboden befindet.

• Dann bleiben Sie still sitzen und versuchen, die Sitzbeinknochen zueinander zu ziehen. Man spürt zwar äußerlich nicht viel, aber der mittlere Beckenbodenmuskel spannt sich dabei an.

• Die Spannung 6 Sekunden lang halten, dann lockerlassen. Das Anspannen 4- bis 6-mal wiederholen.

• Je mehr Sie mit der Zeit das Gespür für diesen Muskel bekommen, umso mehr konzentrieren Sie sich auch darauf, den Damm in sich hinein hochzusaugen.

• Versuchen Sie, die Sitzbeinknochen mit den Fingern festzuhalten und diese dann gegen den Widerstand der Finger zusammenzuziehen. Aber Achtung: Ziehen Sie dabei die Schultern nicht hoch und bewahren Sie die aufrechte, lotgerechte Haltung.

• Lassen Sie den Atem ganz gelöst fließen.

Die innere Beckenbodenmuskulatur

Diese innerste, tiefste Muskelschicht verläuft wiederum von vorne nach hinten, wodurch eine wichtige Verstärkung der gesamten Beckenboden-Muskelplatte erreicht wird. Sie schließt das Becken nach unten hin ab und hat den größten Einfluss auf die Haltung, die Aufrichtung der Wirbelsäule und die Stellung des Beckens. Dieser sehr kräftig ausgebildete Hauptmuskel mit seinen verschiedenen Muskelteilen trägt und stützt die inneren Organe, Blase, Gebärmutter, Scheide und Enddarm. Er verhindert das Vorfallen von Scheide und Gebärmutter. Er wird von zwei Muskelpaaren und vor allem einer sechsteiligen fächerförmigen Muskelplatte gebildet.

Die innerste Muskelschicht liegt wie eine Schale bzw. ein Trichter im Becken und ver-

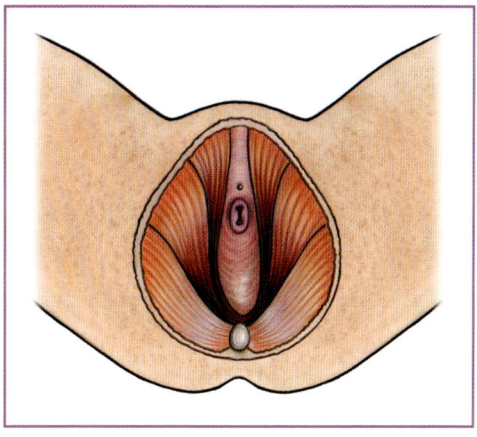

Die innere Schicht der Beckenbodenmuskulatur bei der Frau

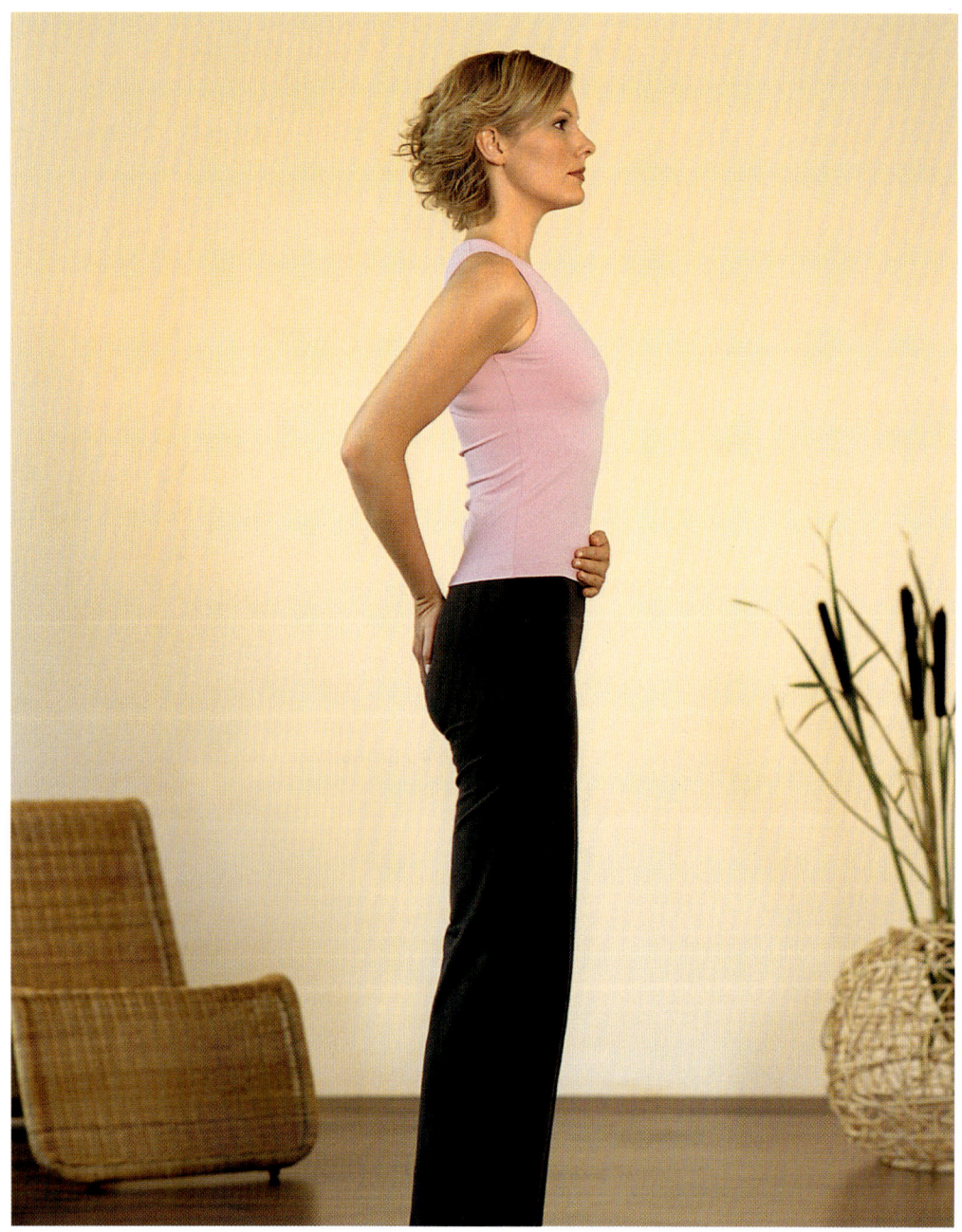

Diese einfache Wahrnehmungsübung im Stehen hilft Ihnen, Ihre innere Beckenbodenschicht besser kennenzulernen. Erspüren Sie mit den Fingerspitzen einer Hand den Steißbeinmuskel.

läuft vom Kreuz- und Steißbein zum Schambein und breitet sich zu den Seiten des kleinen Beckens hin fächerförmig aus.

Sie lässt den sogenannten **Levatorschlitz** frei, so dass die Ausgänge von Harnröhre, Scheide und After frei bleiben. Dieser innerste Hauptmuskel heißt Afterhebemuskel, er besteht aus vier Muskelzügen.

Der Steißbeinmuskel schließt hinten an den Seitenflächen des unteren Kreuzbeins und des Steißbeins an den Afterhebemuskel an. Er kommt vom Sitzbeinstachel und breitet sich fächerförmig aus.

Während die beiden ersten Teile des Afterhebemuskels paarig verlaufen und Schlingen um die Öffnungen von Harnröhre, Scheide und Darmausgang bilden, überzieht **der PC-Muskel oder Liebesmuskel** diese beiden. Er ist für die Sexualität von Bedeutung und reicht vom Schambein bis zum Steißbein.

Der innere U-Muskel bewirkt eine Verengung und ein Nach-vorne-Ziehen von Harnröhre und Scheide.

Der Musculus puborectalis verläuft vom Schambein schlingenförmig um den Mastdarm und vereinigt sich dort mit der Gegenseite. Er ist der wichtigste Darmschließmuskel.

Der Steißbeinmuskel ist bei den Tieren für das Schwanzwedeln zuständig. Bei uns Menschen kann dieser Muskel das Steißbein leicht nach vorne ziehen.

Wahrnehmungsübung: innere Schicht

● Stellen Sie sich aufrecht hin. Die Knie sind leicht gebeugt. Das Becken befindet sich in der Mittelstellung, das heißt, Sie machen kein Hohlkreuz und auch kein rundes Kreuz.

● Legen Sie die Finger einer Hand oben an das Schambein und die Finger der anderen Hand hinten an das Kreuzbein, so dass die Fingerspitzen zum Steißbein zeigen. Stellen Sie sich vor, dass das Steißbein nach unten vorne zieht.

● Spannen Sie zuerst die äußere und mittlere Beckenbodenschicht an und versuchen Sie dann, zusätzlich das Steißbein mit den inneren Beckenbodenmuskeln nach vorne in Richtung Schambein zu ziehen.

● Die Spannung 6 Sekunden lang halten, dann lockerlassen. Das Anspannen 4- bis 6-mal wiederholen.

● Sie können sich bei dieser Übung auch vorstellen, wie der innerste Beckenbodenmuskel fächerförmig zu den Oberschenkelknochen zieht und wie der Fächer beim Anspannen enger wird.

● Versuchen Sie außerdem, den gesamten Muskel in sich hochzusaugen. Von Mal zu Mal wird Ihnen dies sicherlich immer besser gelingen.

Der Beckenboden und Ihre Haltung

Die Grundlage für die aufrechte Haltung ist die Balance des Beckens. Lesen Sie deshalb das Kapitel über das Becken sehr genau. Erkunden Sie Ihr Becken mit Ihren Händen und Ihrer inneren Wahrnehmung. Führen Sie die Übungen dazu sorgfältig aus.

Bei den meisten Menschen in unserer Zivilisation ist das Becken zu weit nach hinten gekippt. Dadurch ist das Hohlkreuz zu sehr ausgeprägt, das heißt, die Lendenwirbelsäule verlagert sich zu sehr nach vorne. Im Gegenzug neigt sich die Brustwirbelsäule zu weit nach hinten und die Halswirbelsäule wiederum zu stark nach vorne. Es kommt zu einem Hohlrundrücken, bei dem die beckenaufrichtenden Muskeln häufig in Folge von jahrelang eingenommenen Fehlhaltungen oder Bewegungsmangel zu schwach und die beckenkippenden zu kurz oder verspannt sind.

Wenn die Bauchmuskulatur zu schwach ist, kippt das Becken nach vorne, wodurch sich das Hohlkreuz verstärkt. Die Muskulatur im Kreuzbereich verkürzt sich und der Bauch wölbt sich nach vorne. Die Beckenbodenmuskulatur erschlafft. Dies begünstigt natürlich Kreuzprobleme ungemein. Aber auch ein rundes Kreuz und das Sitzen mit Rundrücken verursacht überdehnte Beckenbodenmuskeln und staucht die Bandscheiben sowie Wirbelkörper aufeinander. Immer wenn der Bauch und die inneren Organe zusammengedrückt werden, wie beim Rundrücken, überträgt sich der Druck auf den Beckenboden.

Mit einem starken Beckenboden bewahren Sie Haltung!

Für eine ausgewogene, ausbalancierte und lotgerechte Haltung, die für das Vermeiden von Rückenproblemen sehr wichtig ist, sind nicht nur die Bauch-, Gesäß- und Rückenmuskeln von Bedeutung, sondern auch die Beckenbodenmuskeln. Ein straffer, trainierter Beckenboden ist für eine aufrechte, physiologisch günstige Haltung, die immer auch vorbeugend sowie kurierend bei Rückenproblemen wirkt, von unschätzbarem Wert. Aber auch umgekehrt sorgt eine aufrechte Haltung und ein aufrechter Gang für eine alltägliche Entlastung des Beckenbodens und des Rückens. Das Becken und die Muskelplatte, die es nach unten verschließt, werden durch das Gewicht der inneren Organe sowie des Oberkörpers stark belastet. Die gute Haltung und ein ausgewogener aufrechter Gang sorgen für weniger Belastung des Körpermittelpunkts. Sie können sich auch vorstellen, wie eine Afrikanerin, die leicht und gewandt einen Krug auf dem Kopf trägt bzw. balanciert, durch das Zimmer oder noch besser die Stadt zu gehen. Sie nehmen dann automatisch eine optimale, ausbalancierte Haltung ein. Oder erspüren Sie beim Gehen bewusst jeden einzelnen Schritt, wobei der Scheitel des Kopfes nach oben strebt.

Die gute Haltung im Stehen

● Stehen Sie aufrecht mit leicht gebeugten Knien, die Füße sind hüftbreit auseinander. Spüren Sie ganz bewusst unter Ihren Füßen den Boden und fühlen Sie sich mit diesem verwurzelt oder »geerdet«. Lassen Sie den Atem leicht und locker fließen.

● Legen Sie nun eine Hand auf den Unterbauch, die andere auf das Kreuzbein. Kippen Sie das Becken einige Male vor und zurück. Das eine Mal wird das Hohlkreuz betont, das andere Mal dann die Lendenwirbelsäule abgeflacht.

● Führen Sie die Beckenbewegung immer kleiner aus, bis sich das Becken in der Mittelstellung eingependelt hat. Spüren Sie die Sitzbeinknochen. Die Darmbeinstachel und das Schambein befinden sich nun auf einer Linie. Die Bauch-, Gesäß- und Beckenbodenmuskeln stabilisieren in dieser günstigen Haltung die Wirbelsäule.

● Dann lassen Sie die Arme schwer und gelöst nach unten hängen. Der Schultergürtel ist dabei entspannt und befindet sich in der mittleren Position, das heißt, die Schultern fallen nicht nach vorne und werden nicht krampfhaft nach hinten gezogen. Die Schultern sind tief und weit.

● Der Brustkorb ist aufgerichtet und Sie stellen sich vor, eine Goldmedaille auf dem Brustbein zu tragen. Dabei ist der Nacken lang und weit. Die Schultergelenke ruhen sozusagen über den Hüftgelenken.

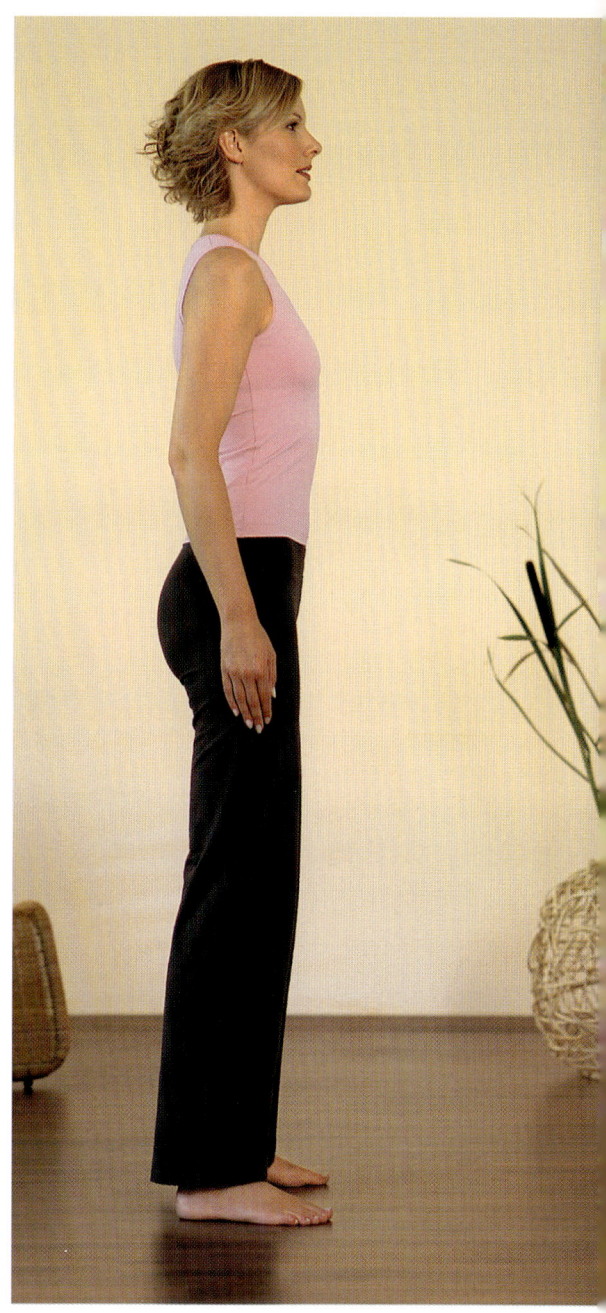

Bei dieser Übung stehen die Füße fest auf dem Boden. Der Nacken ist lang und weit.

Info ...

Die gute Halung von der Seite betrachtet: Hier könnte man ein Lot bzw. eine senkrechte Linie ziehen, die vom Ohr ausgeht und durch das Schulter-, Hüft-, Knie- und Fußgelenk führt.

• Halten Sie den Kopf in Verlängerung der Wirbelsäule, also nicht nach vorne oder hinten geknickt.

• Stellen Sie sich vor, dass Sie ein Buch oder einen Wasserkrug auf dem Kopf balancieren würden und schieben Sie diesen Gegenstand in Richtung Decke.

• Gleichzeitig drücken die Füße in den Boden. Stellen Sie sich vor, dass die Füße mit dem Boden verwurzelt sind.

• Denken Sie an den goldenen Faden, der vom Steißbein bis zum Scheitelpunkt zieht und von dort direkt zum Himmel hinauf. Die Körperblöcke stehen dabei senkrecht übereinander und sind nicht nach hinten, nach vorne oder zur Seite verschoben. Kein Körperteil wird mehr belastet als nötig und das gilt auch für den Beckenboden.

• Der Beckenboden hängt nicht durch. Er ist nicht lasch oder »offen«, sondern die Beckenbodenmuskeln sind leicht angespannt (Grundspannung) und stabilisieren die Becken- und Gesamthaltung. Man fühlt sich »geerdet«, ausbalanciert und »im Lot«.

Die gute Haltung im Sitzen

• Setzen Sie sich aufrecht auf das vordere Drittel eines Stuhls. Stellen Sie die Füße etwa hüftbreit fest auf den Boden. Die Fußspitzen zeigen nach vorne. Die Knie befinden sich über den Füßen und zeigen über die Fußspitzen. Sitzen Sie direkt auf den Sitzbeinknochen (nicht davor oder dahinter). Die Wirbelsäule ist senkrecht aufgerichtet. Der Brustkorb ist ebenfalls aufgerichtet, als würden Sie eine Medaille tragen.

• Lassen Sie die Schultern und Arme schwer nach unten hängen. Die Schultern fallen nicht nach vorne. Die Hände können auch locker auf den Oberschenkeln abgelegt werden.

• Machen Sie den Nacken lang und schieben Sie Hinterkopf und Scheitel nach oben in Richtung Decke. Stellen Sie sich vor, dass Bauch- und Beckenbodenmuskeln in dieser Haltung leicht angespannt sind. Bleiben Sie in dieser aufrechten Position und atmen Sie einige Male tief durch.

• Spüren Sie, wie der Atem Ihren ganzen Körper durchströmt und Ihre Haltung stabilisiert. Spüren Sie, wie die Einatmung Sie aufrichtet und den ganzen Körper weitet. Beim Ausatmen recken Sie den Kopf noch mehr nach oben in Richtung Decke, jedoch immer vom Scheitel her. Das Kinn zeigt dabei nicht nach oben, sondern wird etwas zurückgeschoben. Der Nacken ist ganz lang. Die Schultern bleiben unten.

Mehr Luft zum Leben

Der Atem ist etwas Kostbares, das man oft nicht genug zu schätzen weiß. Viel zu selten beschäftigt man sich mit ihm. Er ist etwas Lebendiges und beinhaltet Lebenskraft, Lebensenergie und eine große innere Heilkraft. Der Atem umfasst nicht nur die Lunge, sondern den gesamten Körper. Jede Zelle atmet. Schon Buddha hat gesagt, dass der gesunde Mensch bis in die Zehen atmet. Der gesunde Mensch lässt den Atem in die Tiefe fließen.

Allzu häufig hat sich der heutige Mensch einen flachen, oberflächlichen, eher gehaltlosen Atem angewöhnt, der sich nur in den Bereich des Brustkorbs erstreckt. Schlechte Haltungsgewohnheiten, Bewegungsmangel, seelischer Stress und körperliche An- bzw. Verspannungen verstärken dies.

Der gehaltvolle, tiefe Atem dagegen durchströmt den gesamten Organismus und hält jede Zelle in einem gesunden, gut versorgten Zustand. Er beseitigt seelische und körperliche Verspannungen. Die Gedanken und Emotionen beruhigen sich, die Nerven erholen sich. Wir können uns nur dann rundum wohl fühlen, wenn wir den Atem langsam und ruhig in die Tiefe fließen lassen, denn nur dann kann sich unser parasympathisches Nervensystem beruhigen. Die Chinesen betonen, dass der Atem die Energiezentren belebt, also die Chakren. Ausgehend vom Becken und vom Wurzelchakra durchströmt dieser wichtige Lebensstrom den ganzen Körper. Atem ist immer auch Energiefluss. Die tiefe Atmung schickt Energie in das Becken und seine Organe. Und diese Energien sprudeln dann nach oben zu den höher gelegenen Energiezentren und beleben alle anderen Chakren, auch das oberste Kronenchakra und das Gehirn.

Das Zwerchfell

Die Beckenboden- und Bauchmuskeln sind Gegenspieler des Zwerchfells, also des wichtigsten Atemmuskels. Das Zwerchfell liegt etwa in der Mitte unseres Körpers und ist zwischen den Rippen wie eine Kuppel aufgespannt.

Das Zwerchfell und der Beckenboden hängen eng miteinander zusammen. Während sich beim Einatmen das Zwerchfell nach unten senkt, um der Lunge Platz zu machen, müssen die Bauchorgane nach vorne und unten ausweichen. Sie werden in die so genannte »Bauchmuskel-Hängematte« und in den Beckenboden bewegt, der sich dadurch etwas ausdehnt.

Beim Ausatmen steigt das Zwerchfell wieder nach oben und unterstützt die Ausatmung, indem es gegen die Lunge drückt.

Gute Zusammenarbeit

Der Beckenboden und die tiefe Atmung unterstützen sich gegenseitig und gehören eng zusammen.

Die Bauchmuskelfasern ziehen sich zusammen und auch die Beckenbodenmuskeln ziehen sich jetzt nach innen und oben zusammen, sofern sein Tonus noch nicht ganz abgeschwächt ist. Der Bauch wird flacher. Der Atem strömt aus.

Die Bauch- und Beckenbodenmuskeln arbeiten zusammen, um die Aktivität des Zwerchfells zu unterstützen.

Die Tiefenatmung

Die sogenannte Tiefenatmung sorgt nicht nur für eine optimale Belüftung der Lunge und Massage der inneren Organe, sondern mit jedem Atemzug wird der Beckenboden gleichzeitig »in Schwung« gehalten, vitalisiert und mit frischer Energie versorgt. Durch eine gute Zusammenarbeit der Bauch- und Beckenbodenmuskeln sowie dem Zwerchfell werden außerdem die inneren Organe und Eingeweide wunderbar massiert und durchblutet.

Nur wer in die Tiefe atmet, bis zum Beckenboden, kann diesen richtig energetisieren und erlebt die entspannende und vitalisierende Tiefenatmung.

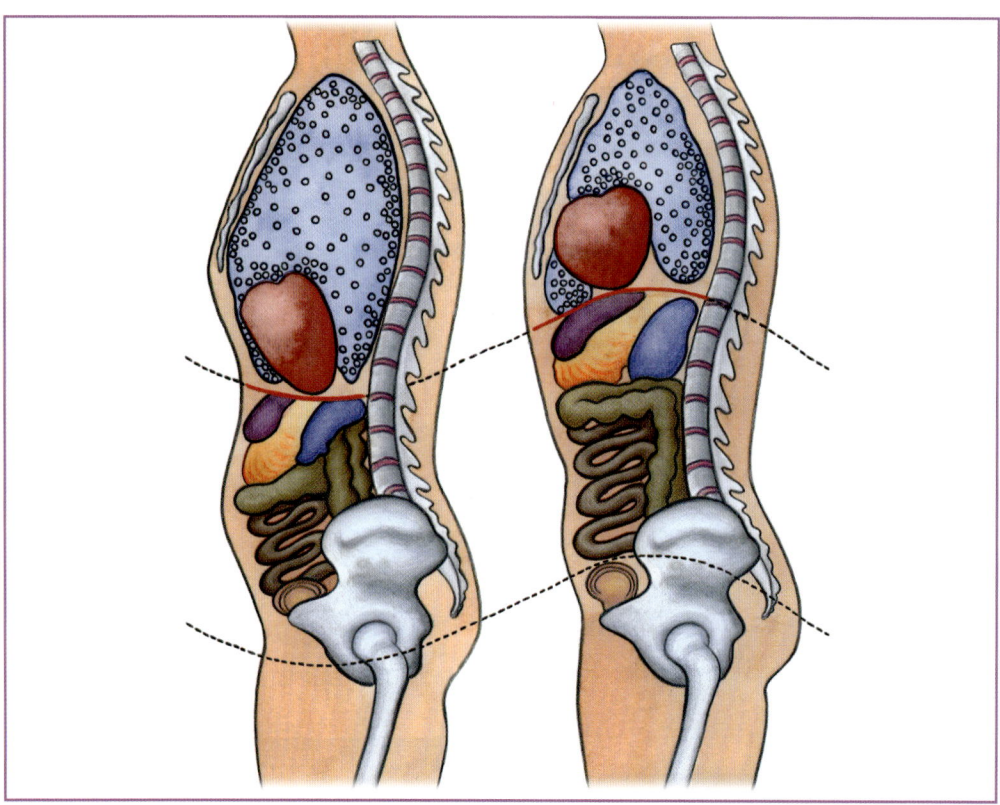

Die natürliche Einatmung (links) und Ausatmung (rechts)

Sauerstoff tanken

Übung 1

● Stellen Sie sich aufrecht hin. Die Knie sind dabei leicht gebeugt, die Füße stehen fest (verwurzelt) etwa hüftbreit auseinander auf dem Boden.

● Legen Sie eine Hand etwa in Höhe des Zwerchfells, die andere vor den Unterbauch. Die Handrücken beider Hände zeigen dabei nach oben und sind leicht gewölbt.

1 Mit dem Einatmen lassen Sie beide Hände leicht flacher werden und senken sie nach unten. Stellen Sie sich dabei vor, wie das Zwerchfell sich nach unten senkt, abflacht und der Beckenboden sich ein wenig weitet. Nehmen Sie gleichzeitig wahr, wie Raum entsteht und Luft einströmen kann.

2 Mit dem Ausatmen lassen Sie Ihre Hände sich wieder locker nach oben wölben. Visualisieren Sie dabei das Anheben des Zwerchfells und der Beckenbodenmuskulatur.

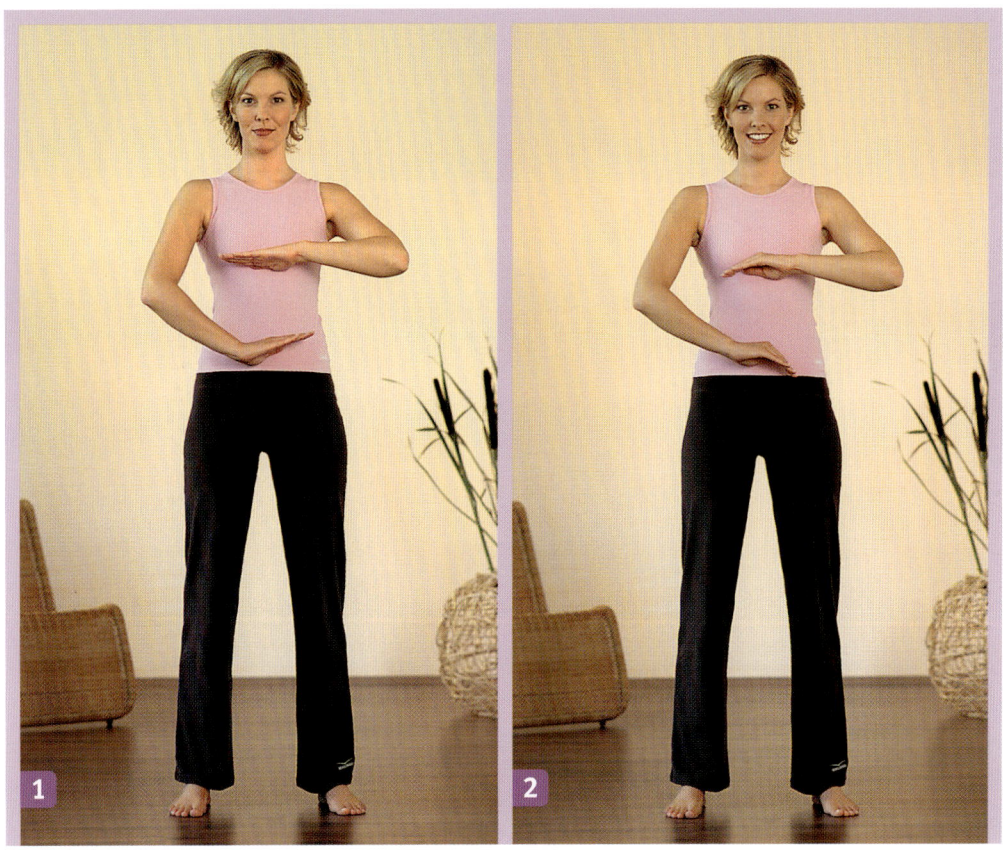

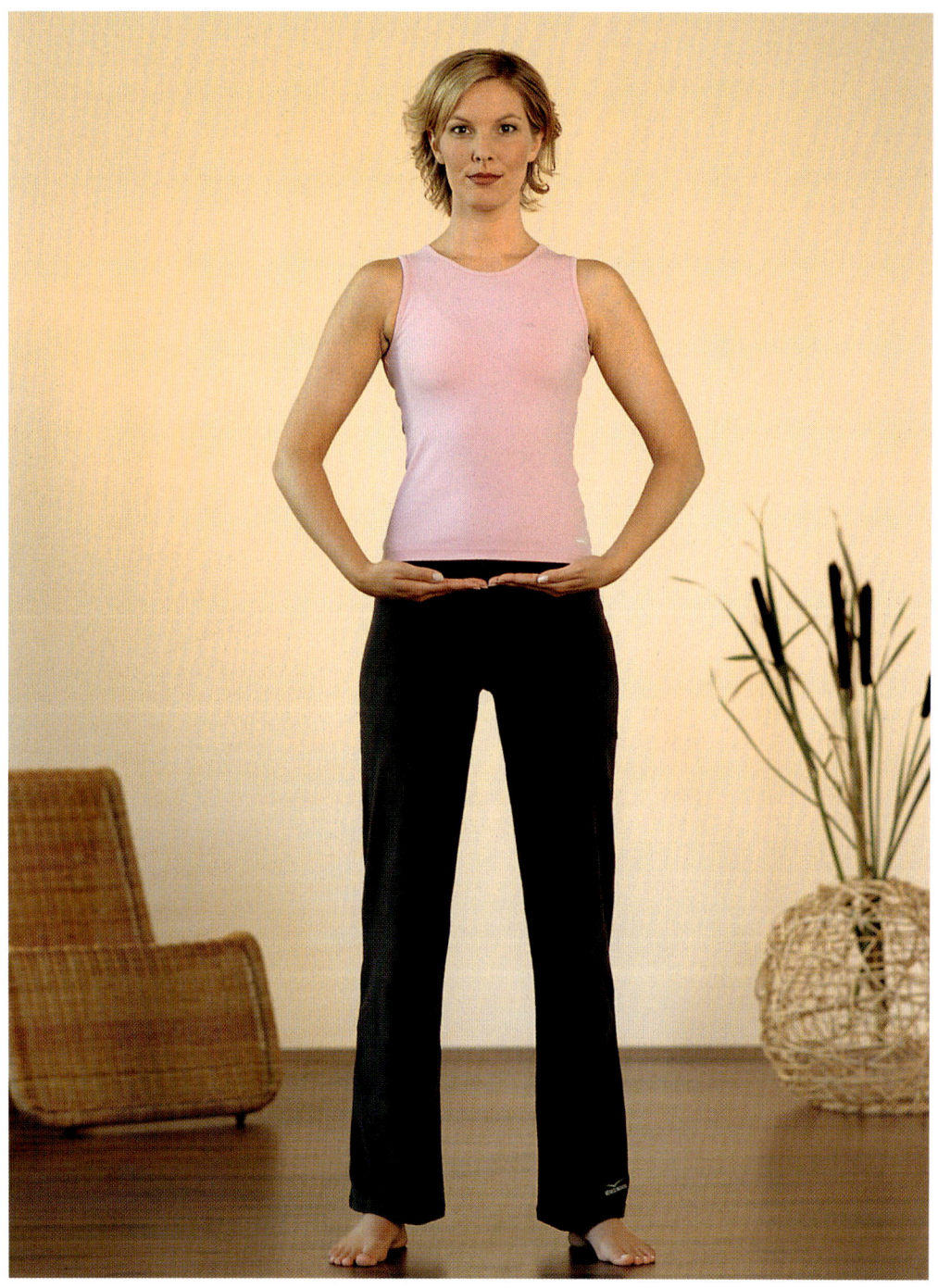

Übung 2

- Sie stehen aufrecht mit hüftbreit geöffneten Beinen. Die Knie sind leicht gebeugt.

- Halten Sie die Hände in Höhe der Leisten vor das Becken. Die Fingerspitzen berühren sich leicht. Die Handflächen zeigen nach oben, die Arme sind ein wenig nach außen geöffnet, so dass die Ellenbogen nach außen zeigen. Die Hände symbolisieren das Beckenboden-Zwerchfell.

- Beim Einatmen gleiten Sie mit den Fingern ein wenig auseinander und stellen sich dabei vor, dass der Beckenboden sich weitet. Auch Bauch und Taille dehnen sich etwas aus.

- Beim Ausatmen lassen Sie die Finger wieder zusammengleiten und visualisieren das Ineinandergleiten der Beckenbodenmuskeln. Auch Bauch und Taille werden wieder schmaler, weil das Zwerchfell nach oben steigt.

Übung 3

- Sie stehen aufrecht mit hüftbreit geöffneten Beinen. Die Knie sind leicht gebeugt.

- Legen Sie eine Hand auf den Unterbauch und die andere hinten auf das Kreuzbein. Beide Handflächen zeigen zueinander.

- Fühlen Sie in Ihre Mitte hinein.

Übung 2: Der Beckenboden beim Ein- und Ausatmen

- Spüren Sie mit den Händen, wie Bauch und Kreuzgegend beim Einatmen weit werden und der Beckenboden mitschwingt.

- Nehmen Sie beim Ausatmen wahr, wie alles wieder enger wird und die Körperwände zurückschwingen.

- Lassen Sie den Atem einige Male langsam auf diese Weise in Ihre Mitte ein- und ausströmen. Spüren Sie das Wärme- und Energiegefühl, das dabei entsteht.

Übung 4

- Setzen Sie sich aufrecht auf das vordere Drittel eines Stuhles.

- Die Knie stehen hüftbreit auseinander und die Füße befinden sich unter den Knien, wobei die Zehen nach vorne zeigen.

- Legen Sie eine Hand in den Schritt und die andere auf den Unterbauch.

- Atmen Sie langsam zu beiden Händen hin ein und erspüren Sie das Weitwerden von Bauch und Beckenboden.

- Beim Ausatmen das Enger- und Schmalerwerden erspüren.

- Nach einigen Atemzügen legen Sie die Hand, die auf dem Unterbauch gelegen hat, nach hinten auf das Kreuzbein.

- Dann den Atem zum Beckenboden und Kreuz beachten.

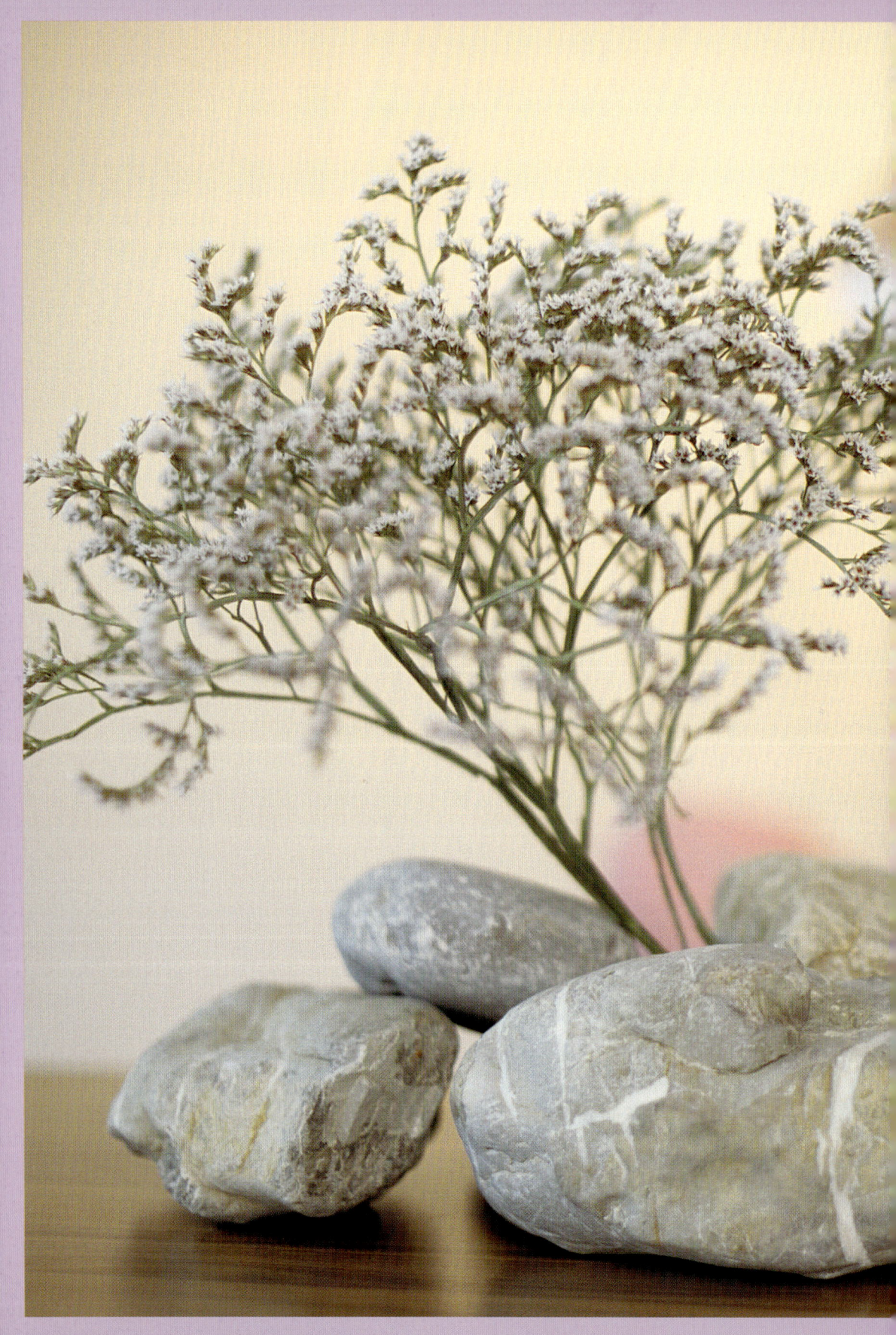

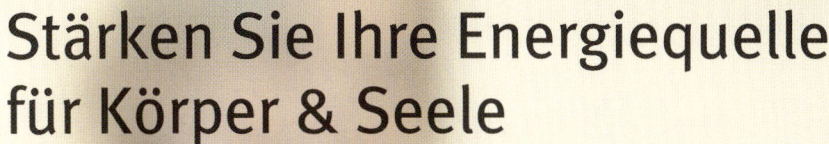

Stärken Sie Ihre Energiequelle für Körper & Seele

Erleben Sie den Beckenboden als Energie- und Kraftquelle. Lernen Sie, diese

inneren leistungsstarken Muskeln zu erspüren und wahrzunehmen. Erleben Sie,

dass das Beckenbodentraining mehr ist als eine reine Gymnastik – es wirkt so-

wohl auf den Körper als auch auf die Seele aufbauend, heilend und das Lebens-

gefühl steigernd.

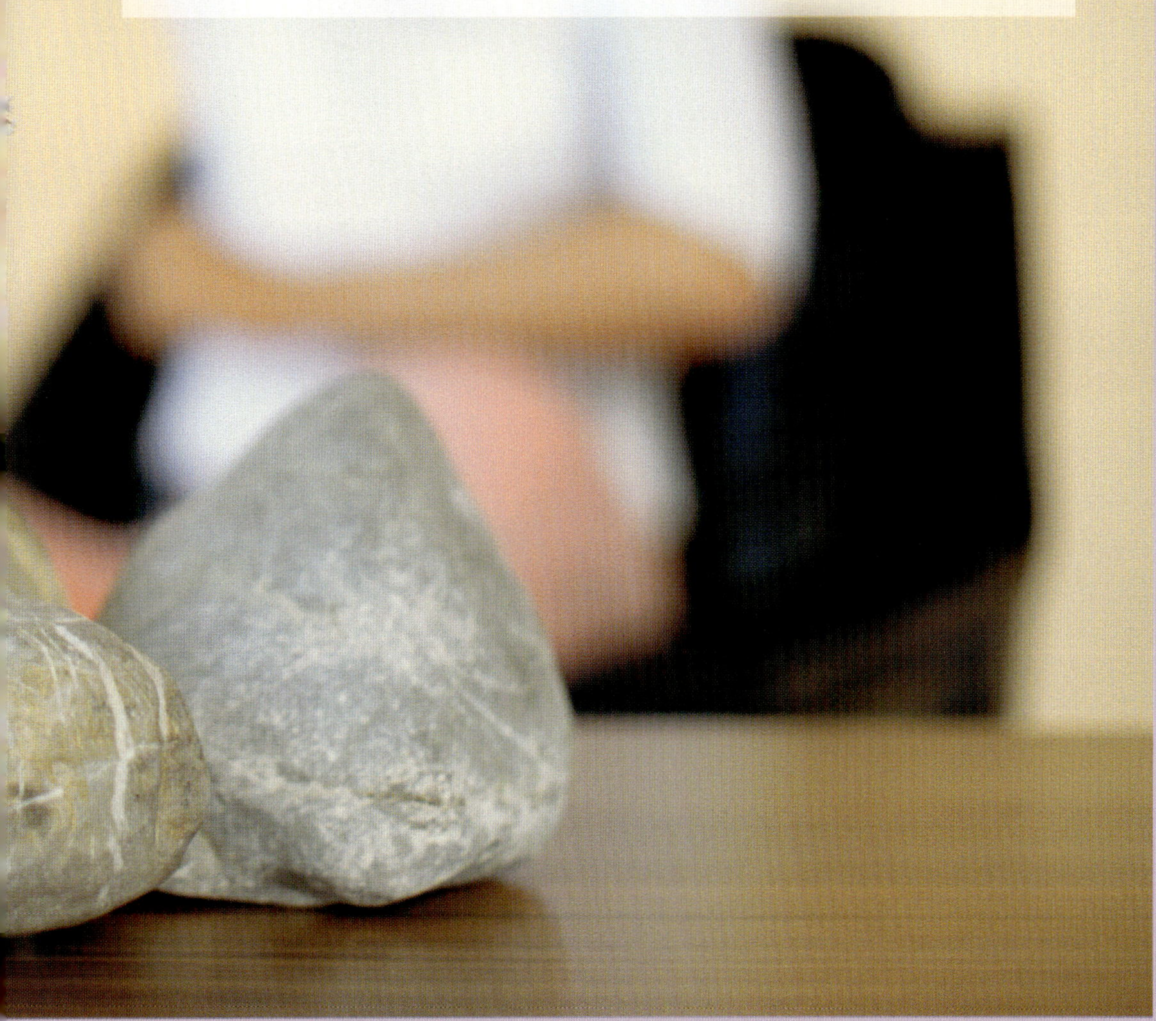

Lernen Sie Ihre vitale Mitte kennen!

Sicherlich ist Ihnen beim Lesen der vorhergegangenen Kapitel des Buches deutlich geworden, wie wichtig die Muskulatur des Beckenbodens für unser körperliches und seelisches Wohlbefinden und für die Lust und Liebe sind.

Nun folgt das wichtigste Kapitel, nämlich die Praxis. Hier geht es um viele verschiedene effektive Übungen, von denen Sie täglich einige ausführen sollten. Zuerst zeige ich Ihnen weitere Wahrnehmungsübungen. Die ersten Wahrnehmungsübungen haben Sie ja schon auf den Seiten 34 bis 39 kennen gelernt. Danach geht es um Vorstellungsbilder, die helfen den Beckenbodenmuskel besser zu finden und ihn bewusst wahrzunehmen.

Anschließend stelle ich Ihnen Entlastungsstellungen für den meistens sehr belasteten Beckenboden vor.
Dabei wird der Beckenboden von der Last der inneren Organe entlastet. Die Schwerkraft zieht die inneren Organe in die Gegenrichtung. Diese Positionen sollten Sie besonders häufig einnehmen, wenn sie an einer Gebärmutter- oder Blasensenkung leiden oder diese verhindern wollen.

Danach geht es zu den Top-Übungen in verschiedenen Ausgangsstellungen, nämlich im Liegen, Sitzen und Stehen. Viel Spaß dabei!

Clever trainieren

• Lassen Sie beim Üben den Atem frei fließen. Sie sollten auf keinen Fall den Atem anhalten oder pressen.

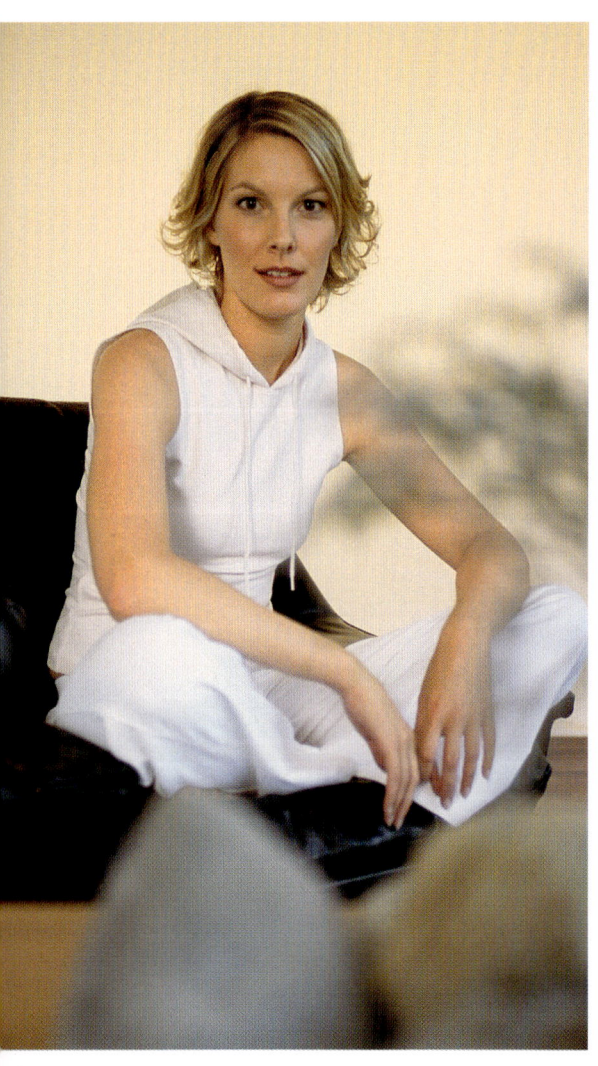

Bleiben Sie beim Üben frei und offen, lassen Sie den Atem fließen und verkrampfen Sie sich nicht.

- Konzentrieren Sie sich auf die Ausführung der Übung und auf die innere Beckenbodenmuskulatur. Das Gespür dafür wird von Mal zu Mal besser werden.

- Erspüren Sie den Muskel beim Anspannen und beim Entspannen.

- Bei den Anspannungsübungen die Spannung zunächst 6 bis 10 Sekunden lang halten, später auch länger (etwa bis zu 15 Sekunden).

- Beim Anspannen den Beckenboden bewusst zusammenkneifen. Versuchen Sie, ihn nach oben zu saugen.

- Legen Sie auch großen Wert auf die Entspannungsphase und erfühlen Sie die Entspannung bewusst. Die Entspannung ist mindestens genauso wichtig wie die Anspannung.

- Wiederholen Sie die Übung 4- bis 6-mal, wenn Sie wollen auch häufiger.

- Sie können entweder während der Anspannungsphase locker weiteratmen oder währenddessen ausatmen.

Hilfsmittel sorgen für Abwechslung

Dynair-Ballkissen: Sehr vorteilhaft für Beckenbodenübungen ist das Dynair-Ballkissen. Es unterstützt die Wirksamkeit vieler Übungen. Man kann es als Lagerungshilfe benutzen, um das Becken in der Rückenlage anzuheben. Dies ist bei der Beckenbodengymnastik immer günstig, denn je besser der Beckenboden entlastet ist, umso besser können Sie ihn trainieren. Das Ballkissen gibt es sogar mit Noppen, die den Bereich des Kreuzes wunderbar massieren. Außerdem wirken die Noppen auf bestimmte Reflexzonen und verbessern den Energiefluss im ganzen Körper. Natürlich können Sie auch dynamisch darauf sitzen und beim Sitzen auf dem Ballkissen Übungen ausführen. Bei allen Übungen auf dem Ballkissen werden die tiefen Beckenboden- und auch die Rückenmuskeln verstärkt angesprochen. Gleichgewichtsübungen im Stehen sind ebenfalls ideal. Beim Üben auf einer labilen Unterlage ist immer eine erhöhte Muskelaktivität erforderlich, um den Körper zu stabilisieren. Die tiefen Muskeln werden so viel mehr trainiert.

Redondo-Ball: Besonders empfehlenswert für Beckenbodenübungen ist der weiche, leichte Redondo-Ball der Firma TOGU, auf dem man auch das Becken bequem erhöht ablegen kann. Sie können ihn mit einem Strohhalm auf die gewünschte Größe aufblasen. Dies hat natürlich auch den Vorteil, dass man den Ball leicht transportieren kann. Er besteht aus einem sehr weichen, anschmiegsamen, geschäumten Material. In der Rückenlage kann man das Becken auf ihm ablegen, so dass es weich, angenehm und gut aufliegt und außerdem etwas höher gelagert ist. Die Höhe lässt sich durch die Menge der eingeblasenen Luft regulieren. Auch viele Kräftigungsübungen sind mit diesem Ball sehr effektiv.

Noppenball, Thera-Band, Handtuch und Pezzi-Ball: Wer einen großen Noppenball besitzt, kann viele Übungen mit diesem Ball ausführen. Zudem kann das Thera-Band (die Farbe zeigt die jeweilige Stärke an) oder ein einfaches Handtuch viele Übungen unterstützen.

Wer will, kann anstelle eines Hockers oder Stuhles auch einen großen Pezzi-Ball benutzen.

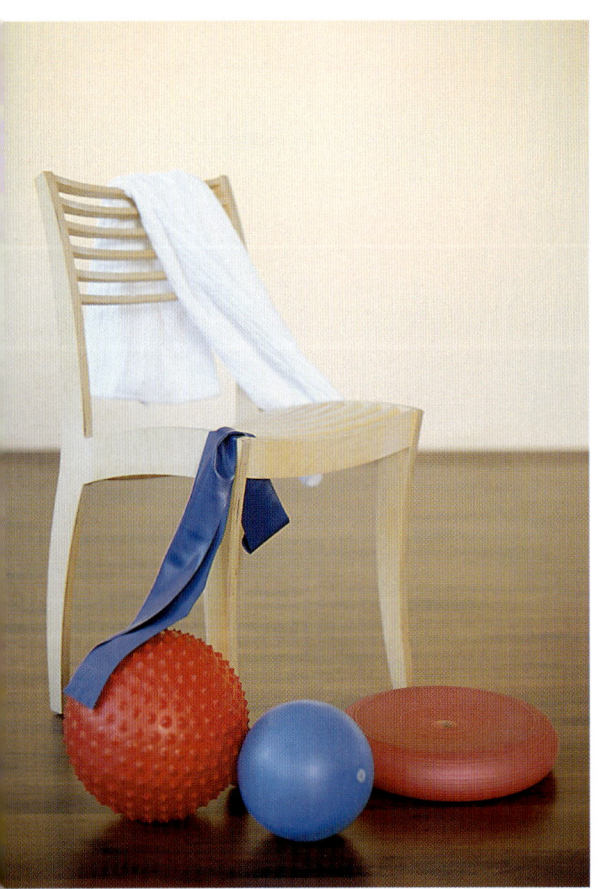

Noppenball, Redondo-Ball, Thera-Band & Co. unterstützen Ihr Beckenbodentraining.

Wahrnehmungsübungen

Vordere Beckenbodenmuskulatur

- Stellen Sie sich aufrecht hin und legen Sie eine Hand vorne in den Schritt. Husten Sie kurz und verspüren Sie in dem vorderen Beckenboden- und Dammbereich ein Anklicken.

- Ziehen Sie dort die Beckenbodenmuskulatur zu diesem Punkt hin zusammen. Saugen Sie dann den Beckenboden in den Körper hinein, immer höher und höher.

- Halten Sie die Spannung, während Sie gelöst weiteratmen. Dann wieder loslassen und der Entspannung nachspüren.

Hintere Beckenbodenmuskulatur

- Stellen Sie sich wieder aufrecht hin und legen Sie eine Hand hinten in den Bereich des Afterschließmuskels. Versuchen Sie, diesen Muskel kräftig anzuspannen und in sich hineinzusaugen.

- Spannen Sie die Muskulatur so kräftig wie möglich an und halten Sie die Spannung mindestens 6 bis 10 Sekunden lang.

- Danach entspannen und bewusst der Entspannung nachspüren, dabei den Beckenbodenmuskel locker und gelöst sein lassen.

- Wiederholen Sie die Übung 4- bis 6- mal.

- Sie können auch beim Anspannen ausatmen. In diesem Fall versuchen Sie, beim

Ausatmen den hinteren Beckenbodenbereich tief in sich hineinzuziehen.

● Beim Einatmen entspannen.

Zwischen Steißbein und Sitzbeinhöcker

● Stellen Sie sich aufrecht hin. Der Scheitel des Kopfes strebt nach oben, der Blick ist geradeaus gerichtet. Der rechte Fuß befindet sich auf einem Fußschemel oder einer Erhöhung.

● Dann legen Sie die Fingerspitzen der rechten Hand an den rechten Sitzbeinhöcker, die der linken Hand an das Steißbein. Stellen Sie sich dazwischen den Bereich der rechten hinteren Beckenbodenecke vor. Atmen Sie bewusst dorthin ein und aus.

● Danach spannen Sie beim Ausatmen diese Beckenbodenseite kräftig an, beim Einatmen wieder locker lassen.

● Nach 4 bis 6 Wiederholungen bleiben Sie aufrecht, aber gelöst stehen und vergleichen beide Seiten. Können Sie einen Unterschied wahrnehmen?

● Danach mit der anderen Seite üben.

● Anschließend aufrecht stehen bleiben und sich noch einmal auf beide hinteren Beckenbodenabschnitte konzentrieren. Wie fühlen sie sich jetzt an? Spüren Sie auch die günstige Auswirkung auf die gesamte Wirbelsäule.

● Sie können diese Übung auch im Sitzen oder in der Seitlage ausführen.

In der Rückenlage

● Legen Sie sich auf den Rücken und stellen Sie die Beine auf. Eventuell legen Sie ein kleines Kissen unter den Kopf und eine zusammengerollte Decke unters Becken.

● Heben Sie das Becken an, so dass von den Knien bis zu den Schultern eine gerade Linie entsteht. Legen Sie eine Hand von oben in den Schritt bzw. an den vorderen Teil des Beckenbodens. Die andere Hand legen Sie von unten in den Bereich des Afterschließmuskels.

● Nun geben Sie zuerst mit der vorderen Hand etwas Druck und konzentrieren sich auf die vordere Beckenbodenmuskulatur. Spannen Sie diese nun so kräftig wie möglich an und saugen Sie sie nach innen.

● Die Spannung 6 bis 10 Sekunden halten, dann lockerlassen. Geben Sie mit der hinteren Hand etwas mehr Druck und konzentrieren Sie sich auf den hinteren Beckenbodenmuskel.

● Spannen Sie diesen kräftig an und saugen Sie ihn nach innen. Die Spannung 6 bis 10 Sekunden halten, dann lockerlassen.

● Das Becken ablegen und entspannen.

● Den Atem gelöst fließen lassen und nie anhalten.

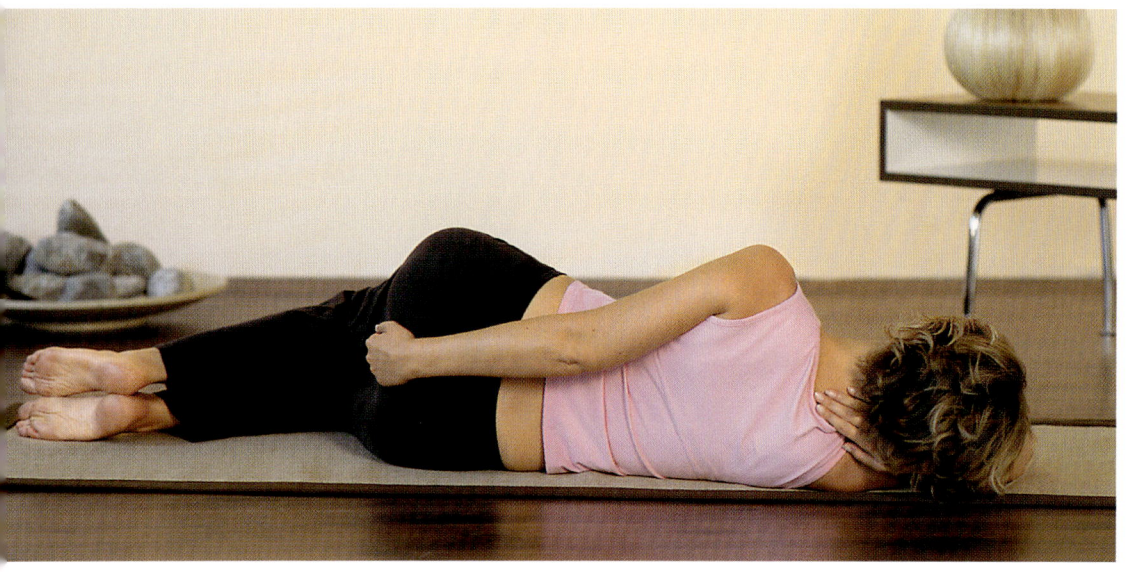

Erspüren Sie in der Seitlage Ihre hintere Beckenbodenmuskulatur.

In der Seitlage

● Legen Sie sich auf die rechte Seite und winkeln Sie die Knie an. Legen Sie den Kopf bequem auf den unteren Arm. Den oberen Arm winkeln Sie nach hinten ab.

● Legen Sie dann die Hand auf das Gesäß in den Bereich des Afterschließmuskels. Die Fingerspitzen zeigen nach vorne.

● Versuchen Sie beide Sitzbeinknochen zueinander zu ziehen.

Info

Die sensible Wahrnehmung ist die Voraussetzung für ein effektives Beckenbodentraining.

● Ziehen Sie dann die hinteren Beckenbodenmuskeln kräftig zusammen und saugen Sie sie tief in sich hinein. Atmen Sie regelmäßig weiter, während Sie die Spannung halten.

● Danach wechseln Sie zur anderen Seite und wiederholen die Übung.

Variation

● Begeben Sie sich in die gleiche Ausgangsstellung wie zuvor, dieses Mal legen Sie jedoch die Hand des oberen Armes vorne in den Schritt.

● Ziehen Sie wieder zuerst die Sitzbeinknochen zusammen.

● Dann die vordere Beckenbodenmuskulatur in sich hineinsaugen.

Vorstellungsbilder

Es gibt einige Vorstellungsbilder, die helfen können den Beckenboden besser zu verstehen und zu erfühlen. Gerade weil er ein innerer, nicht sichtbarer Muskel ist, sind solche Bilder oft sehr hilfreich. Der eigenen Fantasie sind dabei keine Grenzen gesetzt. Oft finden die Übenden selbst ihre eigenen hilfreichen Vorstellungsbilder, um die Übungen zu unterstützen. Setzen Sie Ihre Fantasie ein, um den Beckenboden zu erkunden. Fantasie und Vorstellungsbilder helfen, ein gutes Gefühl für den Beckenboden aufzubauen.

Blumenblüte
● Stellen Sie sich Ihren Beckenboden als Blüte vor.

● Beim Einatmen weitet sich die Blüte von Ihrem Dammpunkt aus. Sie entfaltet ihre Blätter, als würde sie sich zur Sonne öffnen.

● Beim Ausatmen schließt sich die Blüte und zieht sich schützend in sich zusammen. Sie sieht wieder aus wie eine Knospe.

Schale oder Hängebrücke
● Stellen Sie sich Ihren Beckenboden wie eine flache Schale vor, die den Beckenaus-

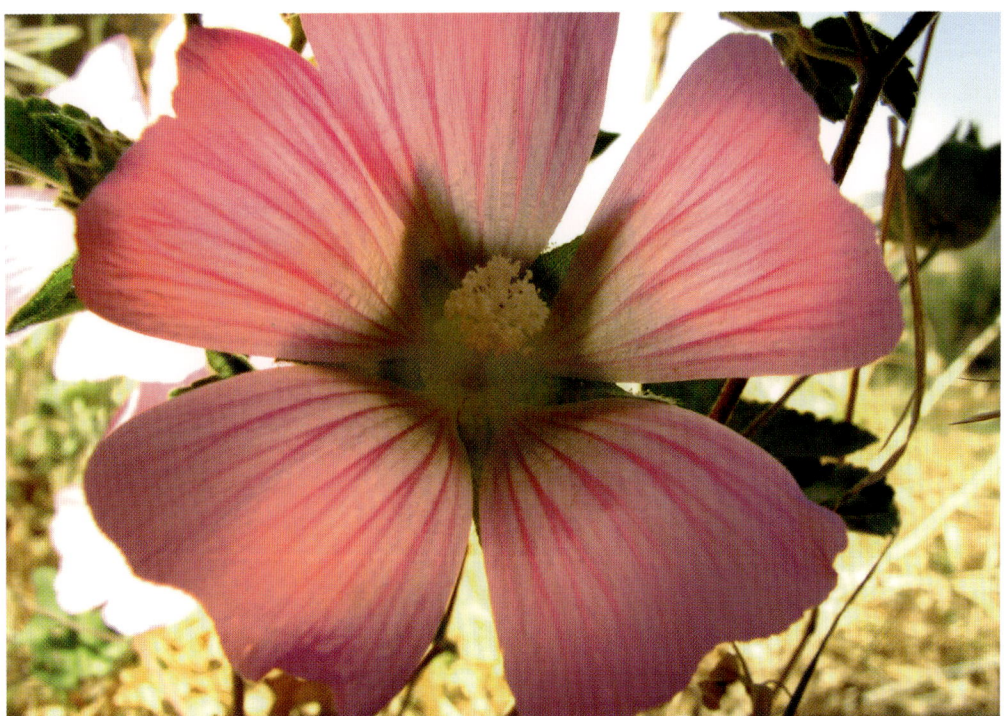

Der Beckenboden gleicht einer Blüte, die sich im Rhythmus der Atmung öffnet und sich wieder zur Knospe verschließt.

gang nach unten abschließt, oder wie eine Hängebrücke über einer Schlucht.

● Beim Einatmen weitet sich die Schale oder Hängebrücke etwas nach unten aus.

● Beim Ausatmen hebt sie sich leicht an und wird nach oben gezogen.

Kirschkerne hochsaugen

● Stellen Sie sich vor, dass Sie auf einem Kirschkernsäckchen sitzen oder setzen Sie sich tatsächlich darauf. Stellen Sie sich nun vor, dass Sie mit Ihrem Beckenboden die Kirschkerne in sich hinein nach oben saugen. Sie können sich dabei natürlich auch Steinchen vorstellen. Versuchen Sie, sie immer höher und höher zu saugen. Sie können dieses Hochsaugen mit der Ausatmung unterstützen.

● Danach entspannen und in Ruhe nachspüren.

Fächer

● Wie Sie gelesen haben, ähnelt die innere Beckenbodenmuskulatur einem Fächer. Stellen Sie sich nun vor, dass der Griff des Fächers das Steißbein ist. Von dort aus strahlen die Muskelpaare zur Seite und nach vorne hin aus.

● Stellen Sie sich vor, wie der Fächer beim Einatmen weit wird und sich beim Ausatmen wieder zusammenzieht.

Schaufel

● Stellen Sie sich den Beckenboden als Schaufel vor, die ähnlich einer flachen Schale leicht gebogen ist.

● Auf der Schaufel liegt eine goldene Kugel. Atmen Sie dorthin ein.

● Beim Ausatmen stellen Sie sich vor, dass Sie den Beckenboden und die goldene Kugel nach oben schaufeln.

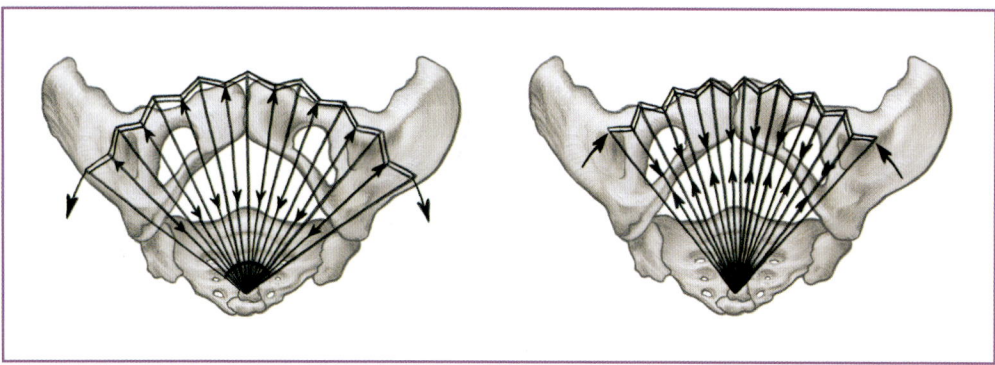

Der Beckenboden als Fächer beim Einatmen (links) und Ausatmen (rechts): Da die fächerförmige Muskelplatte nicht nur am Steißbein verankert ist, sondern auch am Kreuzbein, können Sie sich beim Anspannen vorstellen, dass der Fächer sich zusammenzieht und am Kreuzbein heraufzieht.

Die Top-Übungen im Liegen

Übungen im Liegen vereinen Anspannung und Entspannung besonders gut. Außerdem sind der Rücken und der Beckenboden entlastet. Da die inneren Organe in dieser Körperlage nicht auf dem Beckenboden lasten, kann er besser gefühlt werden. Wenn Sie noch Probleme haben, diesen inneren Muskel zu »finden« und zu fühlen, beginnen Sie am besten mit den Übungen im Liegen.

Es gibt dabei Übungen in der Rückenlage mit gestreckten Beinen, mit angestellten Beinen, Übungen in der Bauchlage und Übungen in der Seitenlage.

Entlastung in der Rückenlage

In der Rückenlage können Sie die Unterschenkel auch auf einen Hocker, Stuhl oder Pezzi-Ball auflegen. Der Beckenboden wird auf diese Weise entlastet und die Schwerkraft unterstützt das Üben. Diese Lage ist außerdem besonders entspannend, wirkt gegen Gebärmutter- oder Blasenvorfall und beeinflusst den venösen Blutrückstrom in den Beinen günstig.

Die vorteilhafteste Lage für Beckenbodenübungen oder einfach mal für zwischendurch zur Entlastung des Beckenbodens: Sie befinden sich in Rückenlage und legen ein Kissen, eine zusammengerollte Decke, ein Ballkissen, einen Sitzkeil, ein angewärmtes Kirschkernkissen oder einen Redondo-Ball unter das Becken.

Diese Haltung, wenn das Becken auf einem Kissen, einem weichen Ball oder dergleichen erhöht liegt, entlastet nicht nur den Beckenboden, sondern auch den Rücken, das Kreuzbein und alle Blutgefäße im Unterkörper. Sie können auch den Kopf auf ein kleines Kissen oder ein zusammengefaltetes Handtuch legen, wenn Ihnen dies angenehmer erscheint.

Beachten Sie bei allen Übungen auch die Entspannung und lassen Sie den Atem gelöst zum Beckenboden hin fließen.

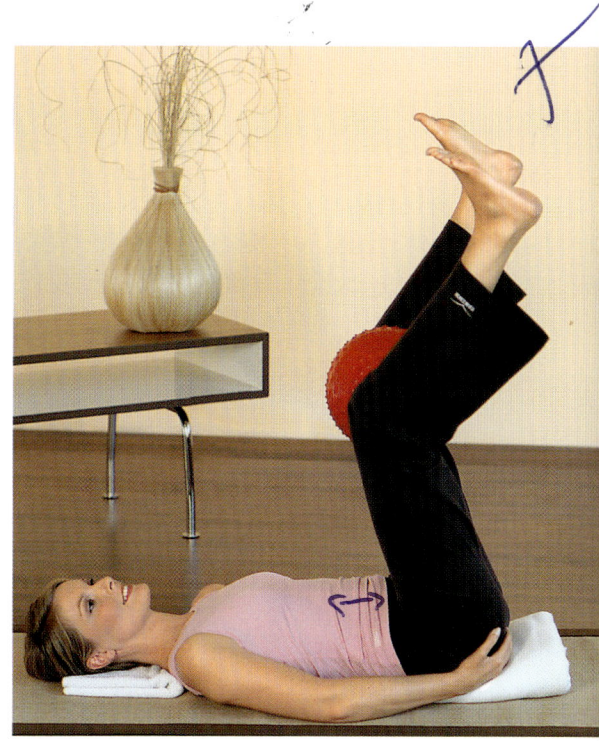

Legen Sie den Kopf und das Becken beim Üben auf ein Kissen oder zusammengelegtes Handtuch.

Auf dem Rücken

Übung 1

● Legen Sie sich auf den Rücken und stellen Sie die Beine auf.

● Die Arme liegen gelöst neben dem Körper. Drücken Sie das Kreuz nach unten auf die Unterlage.

● Leichter fällt es am Anfang oft, wenn Sie die Hände an die Sitzbeinknochen legen, sich auf diese konzentrieren und dann versuchen, sie zueinander zu ziehen.

1 Heben Sie nun das Becken im vorderen Teil leicht an, ziehen Sie das Schambein ein wenig vorne hoch und spannen Sie die Beckenbodenmuskeln kräftig an.

● Versuchen Sie, die Beckenbodenmuskeln in den Körper hineinzusaugen. Stellen Sie sich dann vor, dass Sie das Steißbein in Richtung Schambein ziehen.

● Außerdem ziehen Sie beide Sitzbeinknochen zueinander.

● Die Spannung 6 bis 10 Sekunden halten.

● Dann lockerlassen und der Entspannung nachspüren.

Ganz wichtig: den Atem gelöst fließen lassen oder während der Anspannung langsam ausatmen. Bleiben Sie im Schulterbereich und im Gesicht ganz entspannt.

Variation

Drücken Sie die Fersen in den Boden, Zehenspitzen anheben. Übungsablauf wie beschrieben.

Übung 2

● Legen Sie sich auf den Rücken und stellen Sie die Beine auf. Unterlagern Sie das Becken mit einer zusammengerollten Decke oder einem luftgepolsterten Ballkissen (eventuell mit Noppen).

2 Legen Sie einen Ball, zum Beispiel einen großen Noppen- oder einen weichen Redondo-Ball zwischen die Knie. Drücken Sie zuerst das Kreuz kräftig nach unten gegen den Boden. Dabei das Becken im vorderen Teil ein wenig anheben. Den Ball mit beiden Knien zusammendrücken und gleichzeitig die Beckenbodenmuskeln kräftig anspannen und nach innen ziehen.

● Die Spannung 6 bis 10 Sekunden halten, dann lockerlassen.

● Achten Sie darauf, dass der Atem gelöst weiterfließt oder atmen Sie beim Anspannen der Beckenbodenmuskeln aus.

● Außerdem sollten Sie darauf achten, dass die Schultern und das Gesicht entspannt bleiben. Danach gelöst liegen bleiben und der Übung nachspüren.

Variation

Die Fersen kräftig in den Boden drücken. Die Zehen zeigen nach oben.

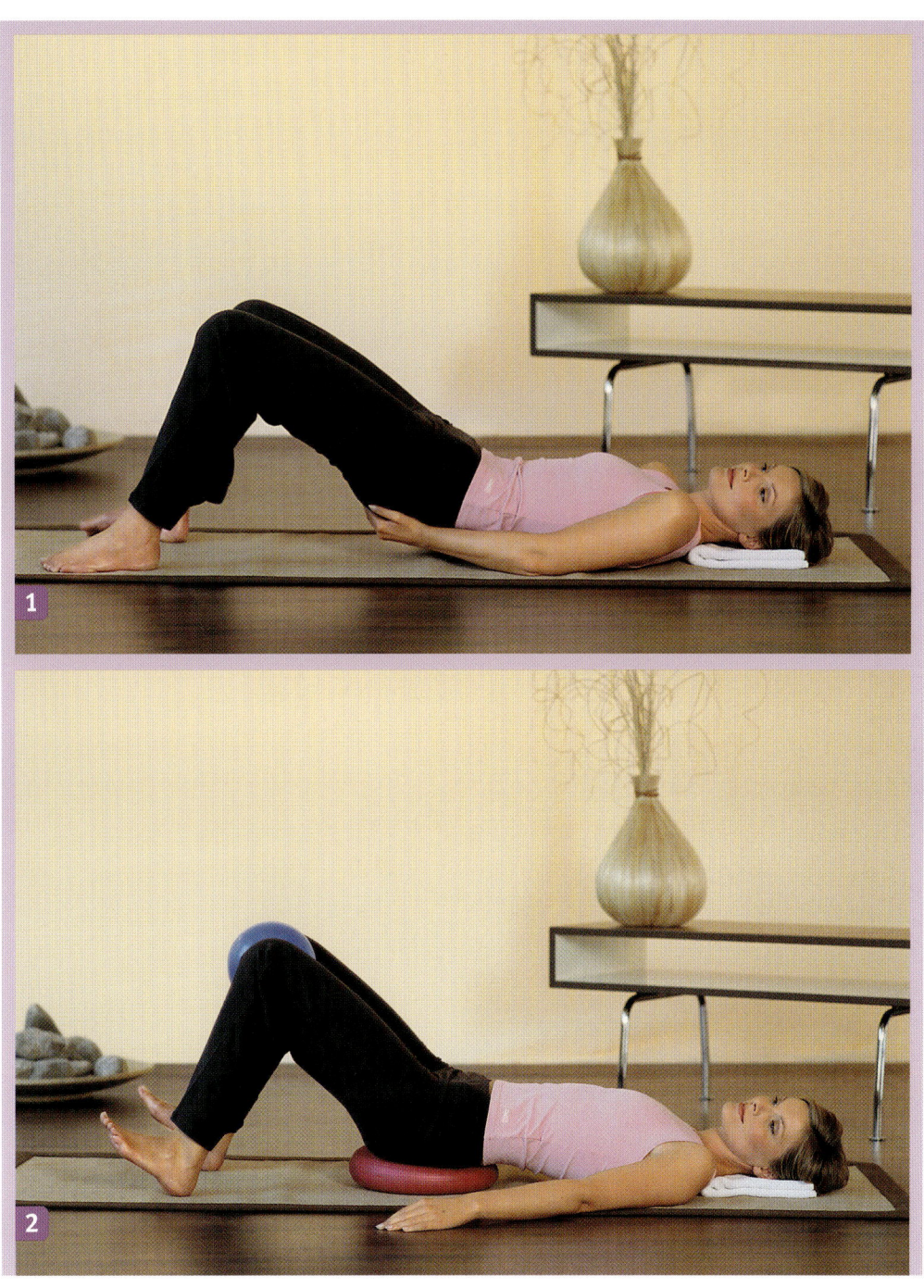

Beckenuhr

Übung 3

- Legen Sie sich auf den Rücken und stellen Sie die Beine auf.

- Stellen Sie sich vor, dass unter Ihrem Becken ein Zifferblatt einer Uhr liegt mit den Ziffern 12, 3, 6 und 9. Die Lendenwirbelsäule befindet sich auf der 12, das Steißbein auf der 6.

1 Schaukeln Sie zuerst das Becken einige Male vor und zurück, also zur 6 und zur 12.

- Dann das Becken sanft seitlich hin- und herschaukeln, zur 3 und 9.

- Danach einen Moment das Kreuz auf dem Boden liegen lassen und nachspüren.

- Nun kreisen Sie das Becken und tippen dabei die Ziffern 6, 3, 12 und 9 an. Lassen Sie den Atem ganz gelöst fließen.

- Jetzt in die andere Richtung kreisen. Spüren Sie, wie dabei das Kreuz massiert wird.

- Als Nächstes spannen Sie den Beckenboden bewusst an, wenn Sie das Becken zur 6 kreisen. Das Gewicht liegt mehr im Bereich der Lendenwirbelsäule.

- Bei der 12 die Spannung lösen.

- Die Übung 4- bis 6-mal wiederholen.

- Lassen Sie den Atem bei diesen kleinen Bewegungen gelöst fließen und konzentrieren Sie sich auf das Becken und den Beckenboden.

Variation 1

- Legen Sie einen weichen Redondo-Ball unter das Becken. Lassen Sie das Becken darauf ruhen. Das vollständige Gewicht sinkt auf den Ball. Falls er Ihnen zu hoch ist, können Sie etwas Luft ablassen.

- Dann das Becken langsam und sanft über den Ball kreisen lassen. Einige Male nach rechts, dann links herum. Seien Sie ganz locker dabei und lassen Sie den Atem fließen.

Variation 2

- Legen Sie das Becken wie oben angegeben auf dem Ball ab und schaukeln Sie es langsam nach rechts und links, hin und her. Zuerst ganz locker schaukeln und den Atem fließen lassen.

- Dann spannen Sie den Beckenboden kräftig an. Wenn Sie das Becken nach rechts (später nach links) bewegen, atmen Sie aus.

- Wenn Sie das Becken in die Mitte zurückschaukeln, gelöst einatmen.

Variation 3

Wie zuvor beschrieben, jedoch das Becken beim Ausatmen abwechselnd rechts und links zu den Rippen hochziehen.

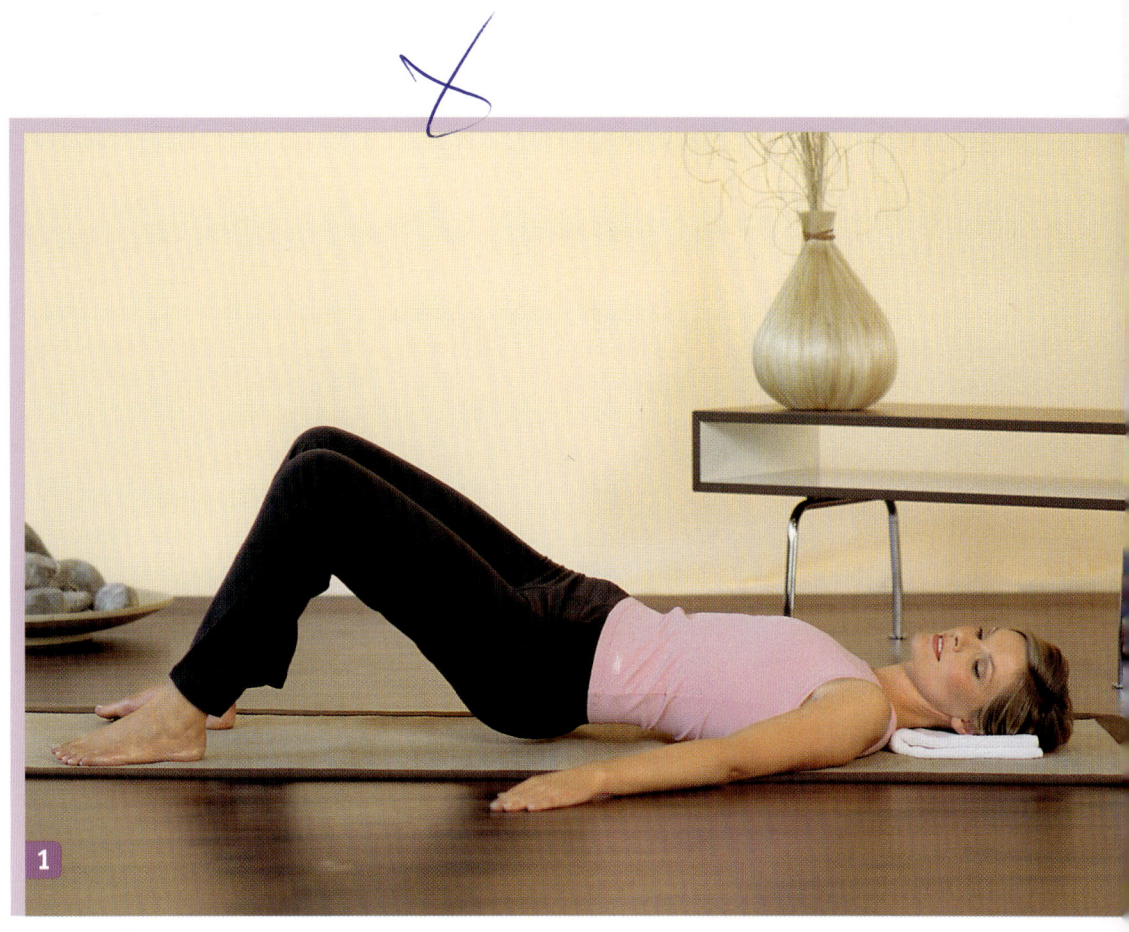

1

Genießen Sie Ihr Training: Richten Sie sich einen angenehmen Ort zum Üben her, einen Platz, an dem Sie sich wohl fühlen und gerne üben.

Diese Übungen sollen Freude und Spaß machen und ein Wohlgefühl entstehen lassen, so dass Sie sich immer wieder gerne und regelmäßig zum Üben (an diesem wohligen Ort) entschließen. Vielleicht haben Sie eine Lieblingsmusik, die Sie gerne dazu hören, vielleicht gefallen Ihnen Kerzen oder Blumen, die die Atmosphäre zum Üben verschönern.

Mein Rat

Stimmen Sie sich vor dem Üben ein: Lassen Sie Ihre Gedanken zur Ruhe kommen und führen Sie einige beruhigende Atemübungen aus. Versuchen Sie sich zu entspannen und die Probleme des Alltags zu vergessen. So fällt es Ihnen danach leichter, sich auf die Übungen und auf den Beckenboden zu konzentrieren, der am Anfang nicht ganz einfach zu erfühlen ist.

Mit Ballkissen & Co.

Übung 4

1 Legen Sie sich auf den Rücken und stellen Sie die Beine auf. Das Becken mit einem Ballkissen oder einer zusammengerollten Decke unterlagern. Legen Sie einen großen Noppen- oder einen Redondo-Ball zwischen die Knie.

• Ziehen Sie die Knie zum Bauch, so dass zwischen Unter- und Oberschenkel ein rechter Winkel besteht. Die Fußspitzen zeigen nach oben zur Decke.

• Die Arme liegen entspannt neben dem Körper. Der Hinterkopf befindet sich auf dem Boden.

• Drücken Sie den Ball mit beiden Knien kräftig zusammen. Spannen Sie dabei die Beckenbodenmuskeln an und ziehen Sie sie nach innen. Halten Sie die Spannung so lange, wie Sie ausatmen können oder den Atem während der Anspannung gelöst weiterfließen lassen.

• Danach die Beine wieder aufstellen und sich entspannen. Die Übung 4- bis 6-mal wiederholen.

Variation
Drücken Sie beide Arme nach unten gegen den Boden. Achten Sie darauf, dass der Scheitel Ihres Kopfes dabei nach hinten schiebt.

Übung 5

2 Legen Sie sich auf den Rücken und stellen Sie die Beine auf. Unterlagern Sie das Becken mit einem luftgepolsterten Ballkissen oder einer Decke. Legen Sie einen großen Noppen- oder Redondo-Ball zwischen die Knie und ziehen Sie beide Knie zum Bauch. Achten Sie darauf, dass Unter- und Oberschenkel einen rechten Winkel bilden und die Zehenspitzen nach oben zeigen. Legen Sie die Finger beider Hände an die Sitzbeinknochen.

• Konzentrieren Sie sich nun auf die Beckenbodenmuskeln. Versuchen Sie, diese kräftig anzuspannen, nach innen zu ziehen und die beiden Sitzbeinknochen zueinander zu ziehen.

• Die Spannung 6 bis 10 Sekunden halten, dann lockerlassen. Die Anspannung 4- bis 6-mal wiederholen.

Variation

3 Wie oben, jedoch die Beine nach oben strecken und die Zehenspitzen nach unten ziehen (den Ball halten Sie dabei zwischen den Knien).

Sie können bei beiden Übungen den Atem entweder gelöst fließen lassen oder beim Anspannen der Beckenbodenmuskeln den Atem langsam ausströmen lassen. Dabei möglichst lange die Muskelspannung halten und ausatmen.

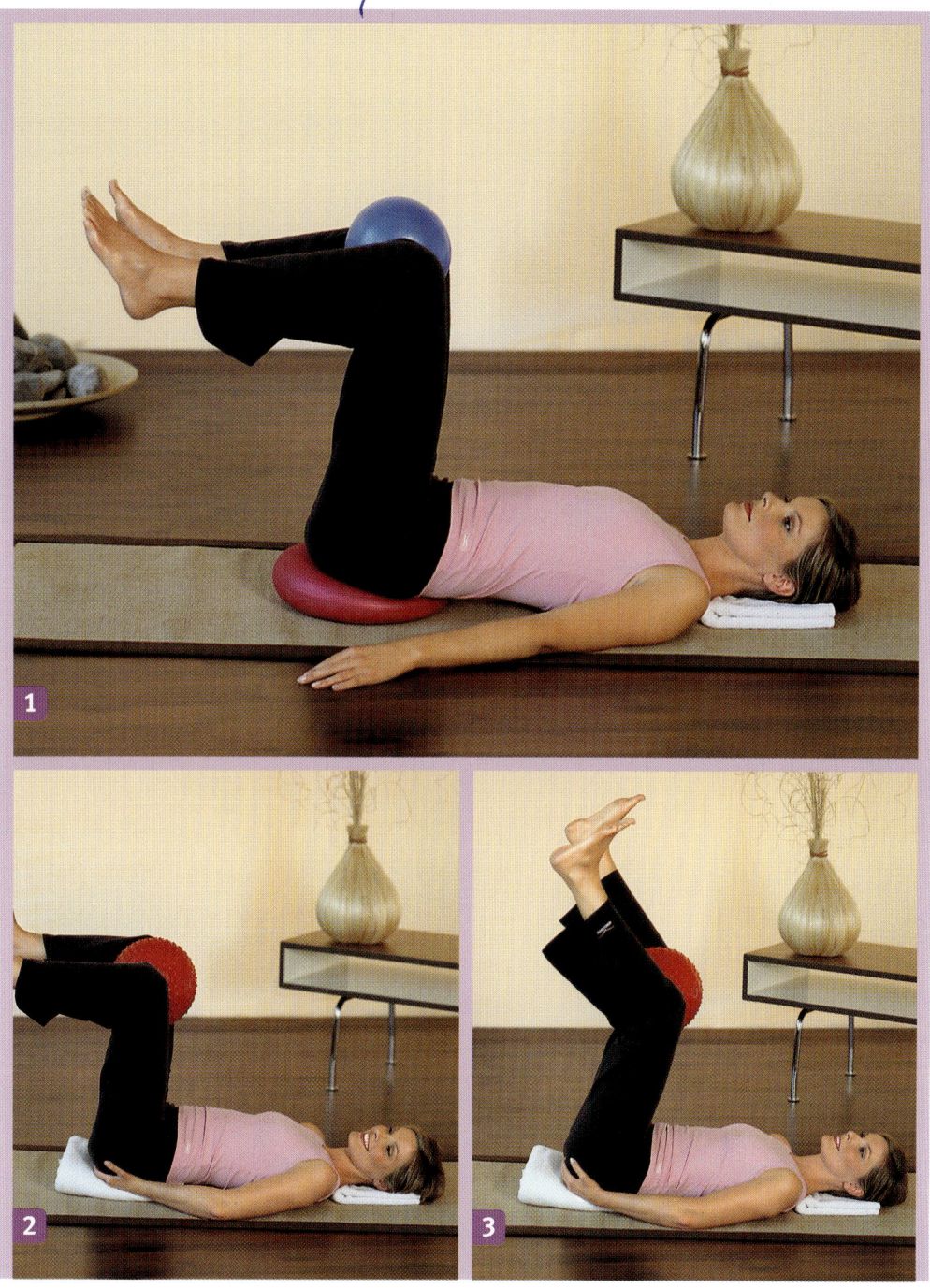

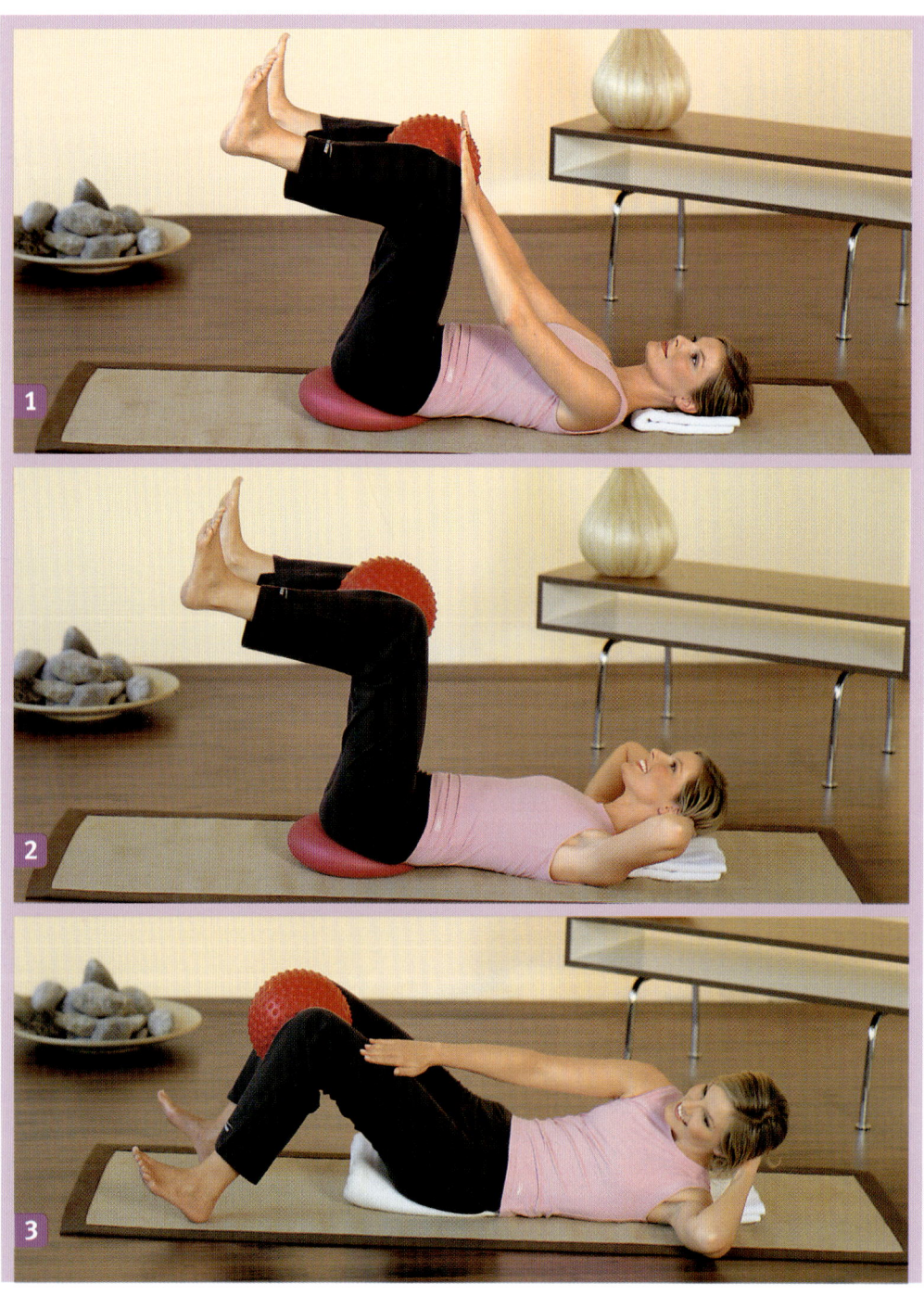

Topfit auf dem Boden

Übung 6

Mit dieser Übung trainieren Sie neben den Beckenboden- auch die Bauchmuskeln.

1 Legen Sie sich auf den Boden. Unterlagern Sie das Becken mit einem Ballkissen. Legen Sie einen großen Noppen- oder Softball zwischen die Knie und ziehen Sie beide Knie zum Bauch. Zwischen Unter- und Oberschenkel besteht ein rechter Winkel.

• Drücken Sie den Ball mit beiden Knien kräftig zusammen und spannen Sie die Beckenbodenmuskeln an. Ziehen Sie sie kräftig nach innen. Legen Sie die Handballen von vorne (Bauchseite) an die Knie, die Fingerspitzen zeigen nach oben.

• Dann die Handballen kräftig gegen die Knie drücken. Dabei die Beckenbodenspannung unbedingt aufrechterhalten.

• Atmen Sie währenddessen gelöst weiter oder beim Anspannen aus. Die Spannung 6 bis 10 Sekunden halten, dann die Beine gelöst aufstellen.

• Die Übung 4- bis 6-mal wiederholen.

Variation

2 Legen Sie beide Hände unter den Kopf und heben Sie den Kopf während der Anspannungsphase leicht an. Blicken Sie dabei zur Decke.

Übung 7

Mit dieser Übung kräftigen Sie auch die schräge Bauchmuskulatur.

• Legen Sie sich auf den Boden und stellen Sie die Beine auf. Unterlagern Sie das Becken mit einem Handtuch oder luftgepolstertem Ballkissen.

• Legen Sie die linke Hand unter den Kopf. Der rechte Arm liegt zunächst neben dem Körper. Die Fersen kräftig in den Boden stemmen. Die Beckenbodenmuskeln gut anspannen und nach innen ziehen. Die Sitzbeinknochen ebenfalls zueinander ziehen.

3 Nun den Kopf anheben. Er wird von der linken Hand gestützt. Jetzt den rechten Arm und die rechte Hand neben dem linken Oberschenkel vorbei nach vorne schieben. Dabei spannen Sie auch die schrägen Bauchmuskeln an. Diese Position und die Spannung in den Beckenboden- und schrägen Bauchmuskeln 6 bis 10 Sekunden halten. Dabei ausatmen oder locker weiteratmen. Dann zurücklegen und entspannen.

• Dann zur Gegenseite üben, je Seite 4-mal.

Sie können während der Anspannungsphase auch den Arm in ganz kleinen Bewegungen vor- und zurückschieben.

Variation
Legen Sie bei der Übungsausführung einen großen Noppen- oder Softball zwischen die Knie und drücken Sie ihn zusammen.

Übung 8

Bei dieser Übung können Sie besonders die hintere Beckenbodenmuskulatur kräftigen, also auch den Afterschließmuskel.

1 Legen Sie sich auf den Rücken und strecken Sie die Beine aus. Überkreuzen Sie die Fußgelenke.

● Drücken Sie die Außenseiten der Füße fest gegeneinander. Spannen Sie die Po- und Beckenbodenmuskeln an und spüren Sie die Anspannung vor allem im hinteren Bereich der Beckenbodenmuskeln. Die Spannung 4 bis 6 Sekunden halten, dann entspannen.

● Die Übung 4- bis 6-mal wiederholen. Achten Sie darauf, dass die Arme, Schultern und das Gesicht entspannt bleiben.

Variation 1

● Führen Sie die Übung wie zuvor beschrieben durch, nur heben Sie zusätzlich Ihr Becken ein wenig vom Boden ab.

● Die Spannung ebenso halten und bewusst die Anspannung in der hinteren Beckenbodenmuskulatur erspüren.

● Anschließend das Becken entspannt wieder zurücklegen.

Variation 2

● Legen Sie ein Ballkissen unter Ihr Becken und führen Sie die Grundübung 8 wie nebenstehend beschrieben aus.

● Beim Entspannen können Sie dann das Becken auf dem Ballkissen locker hin- und herschaukeln.

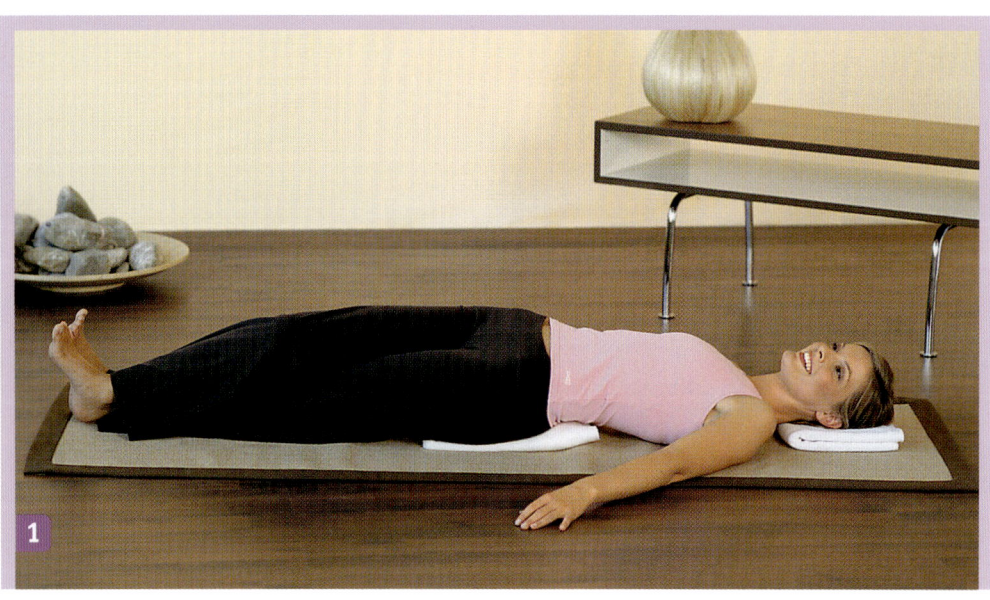

Mit Wand und Thera-Band

Übung 9

Bei dieser Übung werden neben den Beckenbodenmuskeln auch die schrägen Bauchmuskeln gekräftigt.

● Legen Sie sich auf den Rücken und stellen Sie die Beine auf. Ein Ballkissen oder ein Redondo-Ball befindet sich unter dem Becken. Strecken Sie die Beine hoch in Richtung Decke. Sie können diese Übung auch vor einer Wand ausführen und die Beine an der Wand hochstrecken.

2 Dann die Fußgelenke überkreuzen. Drücken Sie die Füße kräftig zusammen und spannen Sie die Beckenbodenmuskeln an. Ziehen Sie sie kräftig nach innen. Die Arme und den Kopf dabei ganz entspannt liegen lassen.

● Die Spannung im Beckenboden 6 bis 10 Sekunden aushalten, dann die Beine gelöst abstellen und nachspüren.

● Die Übung 4- bis 6-mal wiederholen.

Variation für Geübte

3 Führen Sie die gleiche Übung aus, aber heben Sie nun den Kopf an. Beide Arme und Hände an den Oberschenkeln vorbei nach rechts vorne schieben. Die Spannung halten, dann gelöst zurücklegen. Anschließend die Übung zur anderen Seite ausführen. Zu jeder Seite 2- bis 4-mal üben.

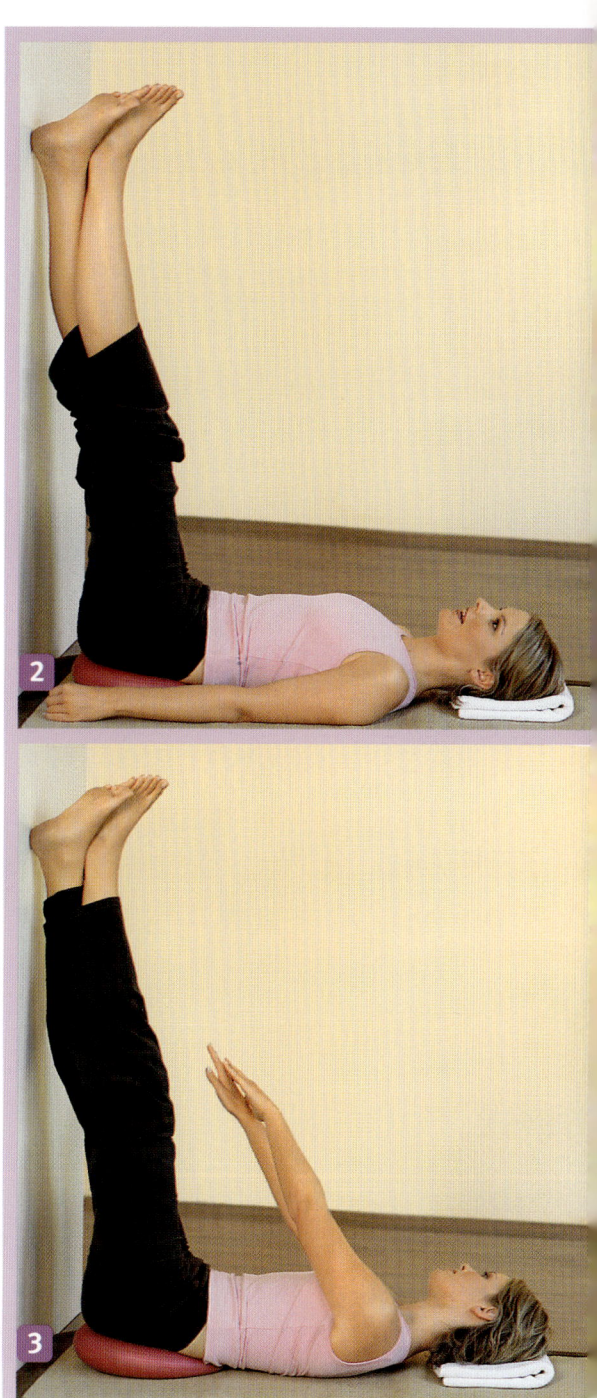

Übung 10

1 Knoten Sie ein Thera-Band sehr eng zusammen (20 bis 23 Zentimeter). Legen Sie sich dann auf den Rücken, schieben Sie ein Ballkissen unter das Becken und legen Sie das zusammengeknotete Thera-Band um die Füße.

● Die Arme liegen entspannt auf dem Boden neben dem Körper. Der Kopf liegt auf dem Boden, er befindet sich in einer Linie mit dem Rücken.

● Ziehen Sie die Knie zum Bauch, so dass zwischen Ober- und Unterschenkel ein rechter Winkel besteht.

● Dann drücken Sie den rechten Fuß gegen den Widerstand des Thera-Bands nach außen. Spannen Sie gleichzeitig die Beckenbodenmuskeln kräftig an und ziehen Sie sie nach innen oben.

Bei der Ausführung der Übung darauf achten, dass die Knie nicht nach innen gehen. Füße und Knie bleiben auf einer Linie.

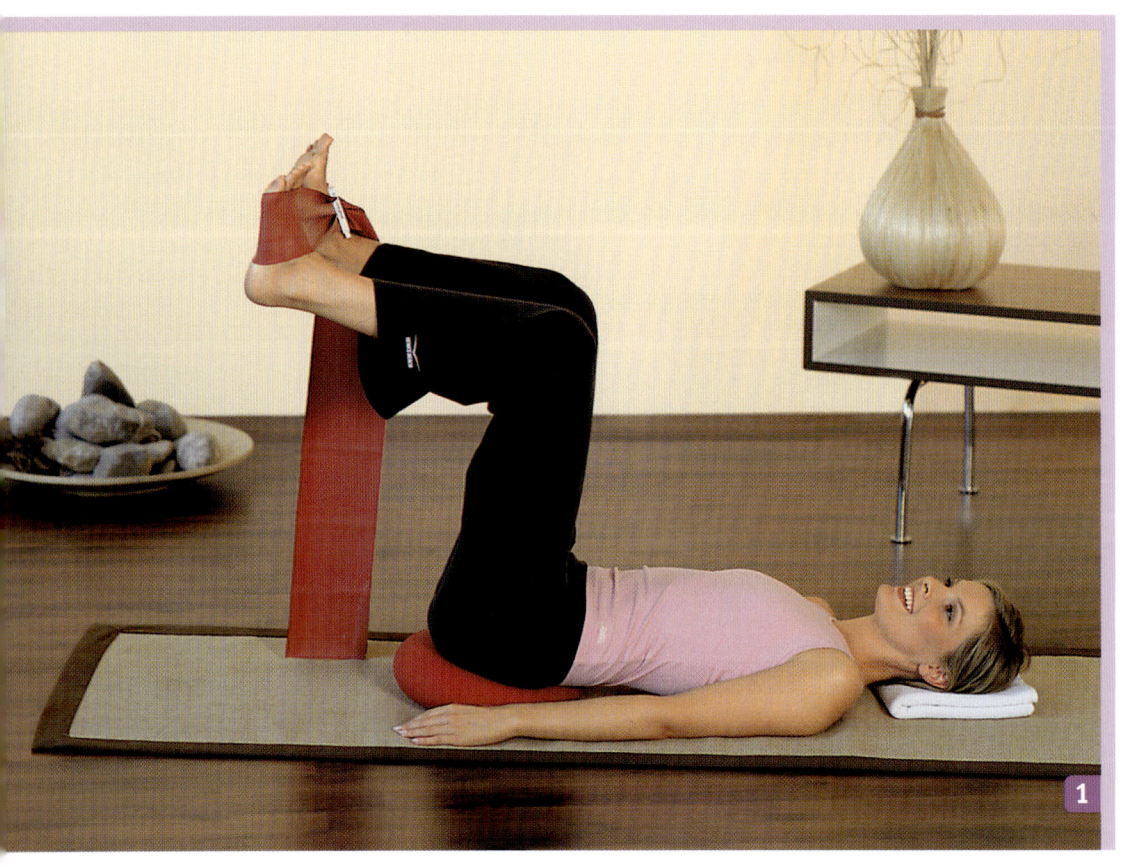

● Die Spannung 6 bis 10 Sekunden halten, dann locker lassen.

● Danach die Übung mit dem anderen Fuß ausführen. Mit jedem Fuß 2- bis 4-mal üben.

Variation 1

● Stellen Sie beide Fersen auf dem Boden auf und ziehen Sie die Fußspitzen nach oben. Die Knie und Füße sind etwa hüftbreit auseinander.

● Nun die gleiche Übung ausführen.

● Sie können in dieser Stellung auch beide Füße gleichzeitig nach außen drücken. Beachten Sie, dass die Füße sich kaum nach außen bewegen. Es geht hier um die Anspannung gegen den Widerstand des Thera-Bands ohne große Bewegung.

Variation 2

● Legen Sie Ihre Unterschenkel auf einen Hocker und wickeln Sie wieder das zusammengeknotete Thera-Band um Ihre Füße. Achten Sie darauf, dass die Knie etwa hüftbreit auseinander sind.

● Dann den Beckenboden kräftig anspannen und nach innen ziehen. Gleichzeitig drücken Sie den rechten Fuß gegen den Widerstand des Thera-Bands nach außen.

● Die Spannung 6 bis 10 Sekunden halten, dann locker lassen.

● Nun mit dem linken Fuß üben.

Variation 3

● Jetzt die Beine in Richtung Decke strecken und die Füße anziehen, so dass die Fußsohlen nach oben zeigen. Die Füße drücken wieder nach außen gegen das Thera-Band. Die Füße bleiben in einer Linie mit den Knien.

● Gleichzeitig den Beckenboden anspannen und nach innen ziehen.

● Die Spannung etwa 6 bis 10 Sekunden halten, dann die Füße entspannt aufstellen und einen Moment nachspüren.

● Die Übung 4- bis 6-mal wiederholen.

Variation 4

● Wie oben, die Beine in Richtung Decke strecken, die Fußspitzen nach unten ziehen und das Thera-Band über die Fußsohlen legen. Die Knie sind dabei leicht gebeugt.

● Dann die Beckenbodenmuskeln kräftig anspannen und gleichzeitig den rechten Fuß bzw. die rechte Fußsohle nach oben in Richtung Decke drücken. Das rechte Knie streckt sich dabei. Wichtig: Gelöst weiteratmen, während die Anspannung 6-10 Sekunden gehalten wird, danach die Spannung lösen und das rechte Knie leicht beugen.

● Nun die Übung mit dem anderen Bein ausführen.

● Mit jedem Bein 2- bis 4-mal üben.

Erst Kraft, dann Entspannung

Übung 11

● Legen Sie sich auf den Rücken, stellen Sie die Beine auf und legen Sie das zusammengeknotete Thera-Band um die Füße im Bereich der Fußsohlen. Die Zehenspitzen zeigen nach oben.

● Drücken Sie zuerst die rechte Ferse kräftig in den Boden. Spannen Sie die Beckenbodenmuskeln an.

1 Heben Sie dann den linken Fuß ein wenig vom Boden an und ziehen Sie das linke Knie in Richtung Bauch. Das Thera-Band an den Füßen gibt einen deutlichen Widerstand.

● Die Spannung 6 bis 10 Sekunden halten. Dann den Fuß wieder aufstellen und der Übung einen Moment gelöst nachspüren.

● Anschließend die Übung mit dem anderen Fuß durchführen.

● Führen Sie diese kleinen Bewegungen mit jeder Seite 2- bis 4-mal aus.

Variation 1

● Ziehen Sie beide Knie zum Bauch, so dass zwischen Ober- und Unterschenkel ein rechter Winkel besteht. Die Füße sind angezogen und die Fußspitzen zeigen nach oben. Das Thera-Band ist eng um die Füße geknotet.

● Nun die Beckenbodenmuskeln anspannen und nach innen ziehen. Das linke Knie gegen den Widerstand des Thera-Bands ein wenig zum Bauch ziehen. Spannung 6 bis 10 Sekunden halten, dann lockerlassen.

● Anschließend gegengleich üben.

Variation 2

● Strecken Sie beide Beine mit gebeugten Füßen in Richtung Decke und legen Sie das Thera-Band über die Fußsohlen.

● Ziehen Sie jetzt ein Knie gegen den Widerstand des Bandes leicht in Richtung Bauch und spannen Sie dabei den Beckenboden kräftig an. Die Spannung 6 bis 10 Sekunden halten, dann lockerlassen.

● Anschließend gegengleich üben.

Variation 3

● Gleiche Ausgangsstellung wie bei Variation 2.

● Ziehen Sie das linke Knie gegen den Widerstand des Thera-Bandes ein wenig zum Bauch.

2 Legen Sie die rechte Hand an die Innenseite des linken Knies und drücken Sie mit der Hand gegen das Knie. Gleichzeitig den Beckenbodenmuskel kräftig anspannen und nach innen ziehen.

● Anschließend die Übung gegengleich ausführen.

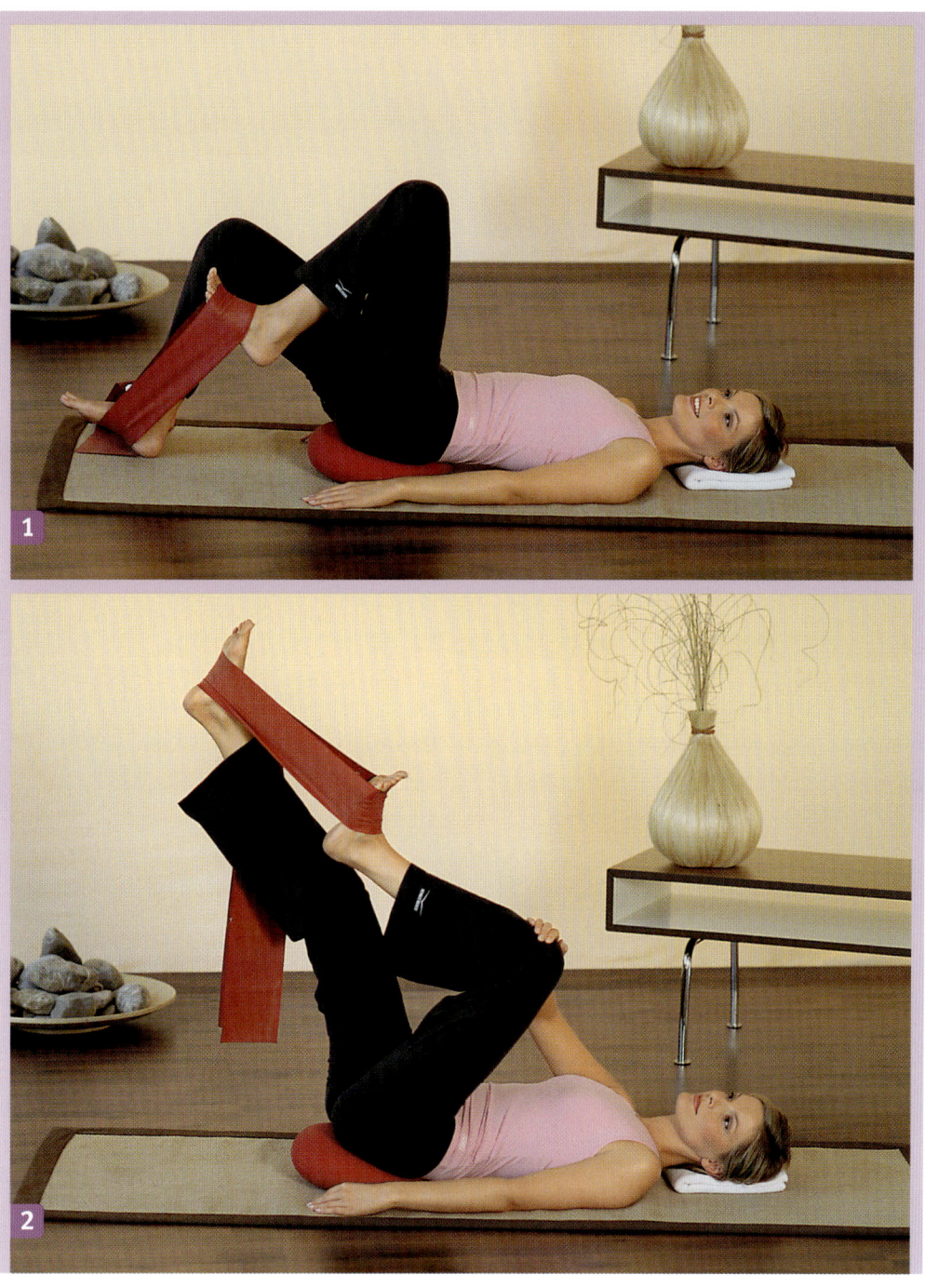

Übung 12

● Legen Sie sich auf den Rücken, unterlagern Sie das Becken mit einem Ballkissen oder weichen Ball und stellen Sie die Beine auf. Die Arme liegen bequem neben dem Körper.

1 Lassen Sie beide Knie langsam nach außen sinken, bis die Fußsohlen sich berühren. Die Hände liegen entweder auf dem Unterbauch oder den Leisten.

● Verweilen Sie eine Zeit lang in dieser Position und entspannen Sie völlig. Lassen Sie den Atem gelöst zum Beckenboden hinabfließen und stellen Sie sich mit jeder Ausatmung vor, dass Sie sich mehr und mehr entspannen. Lassen Sie auch die Knie ganz schwer werden und einfach gelöst nach unten sinken.

● Genießen Sie Entspannung und Dehnung so lange Sie wollen. Sie können zur Unterstützung Kissen unter die Knie legen.

● Dann die Beine wieder aufstellen und der Übung nachspüren.

! Info

Diese Übung bietet eine ideale Möglichkeit zur Entspannung und sollte zwischen den einzelnen Anspannungsübungen immer wieder ausgeführt werden. Der Beckenboden wird dadurch auch gut beatmet und vitalisiert.

Noch mehr Kraft

Übung 13

● Legen Sie sich auf den Rücken und stellen Sie beide Beine auf. Die Füße etwas auseinander stellen und die Knie schließen.

2 Dann die Knie kräftig zusammendrücken und dabei die Beckenbodenmuskeln anspannen und nach innen ziehen.

● Lassen Sie den Atem gelöst fließen oder atmen Sie bewusst aus.

● Die Spannung 4 bis 6 Sekunden halten oder so lange, wie Sie ausatmen können.

● Anschließend wieder entspannen.

● Die Übung 6- bis 10-mal wiederholen.

● Danach lassen Sie die Knie – wie in der nebenstehenden Übung 12 erklärt – auseinander fallen.

● Entspannen Sie Ihren Beckenboden und lassen Sie Ihren Atem ganz ruhig und gelöst fließen.

Variation

● Führen Sie die Übung wie zuvor beschrieben aus, dieses Mal stemmen Sie jedoch die Fersen in den Boden.

● Sie werden sicherlich spüren, dass dadurch die Beckenbodenspannung noch ein wenig intensiver wird.

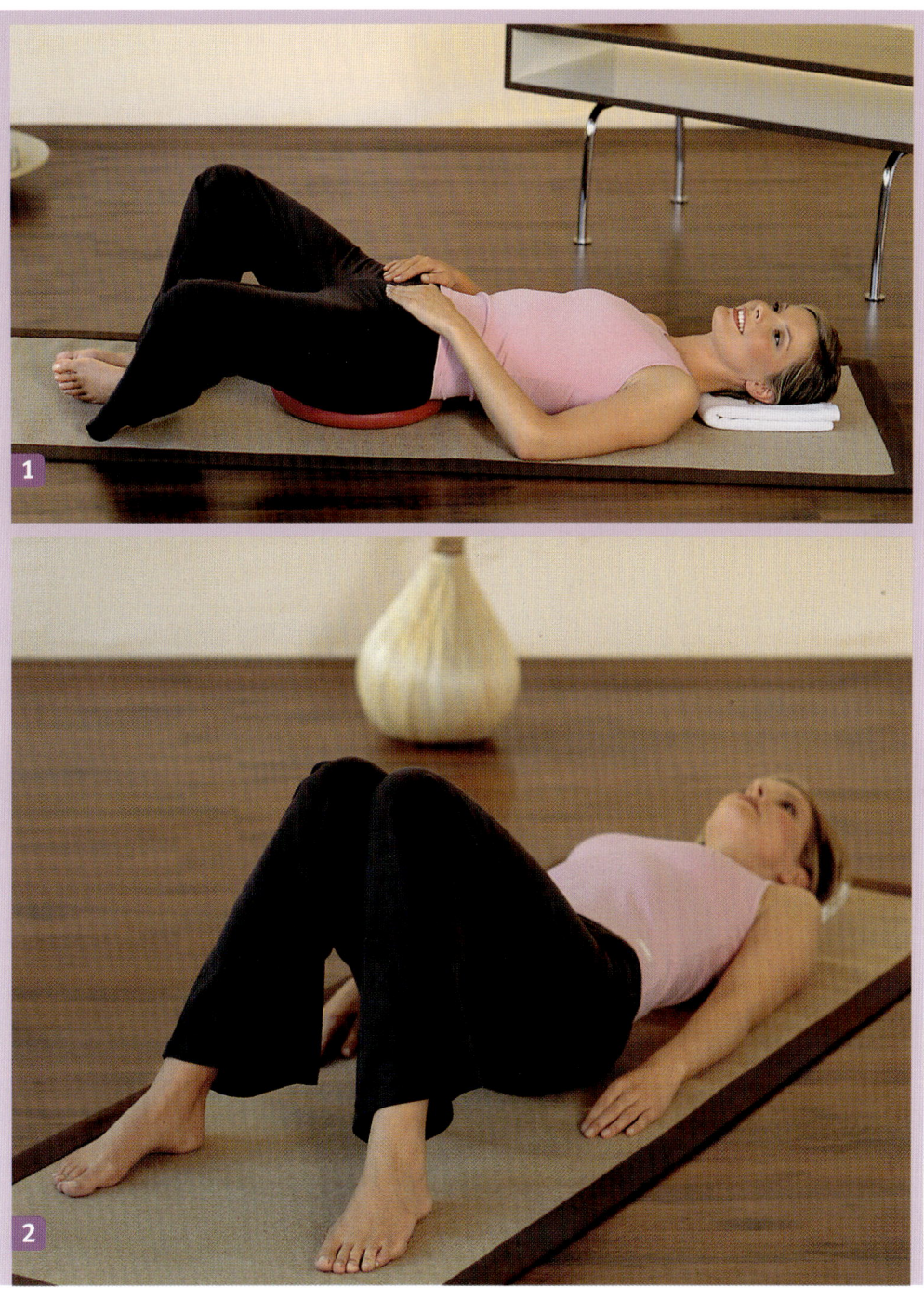

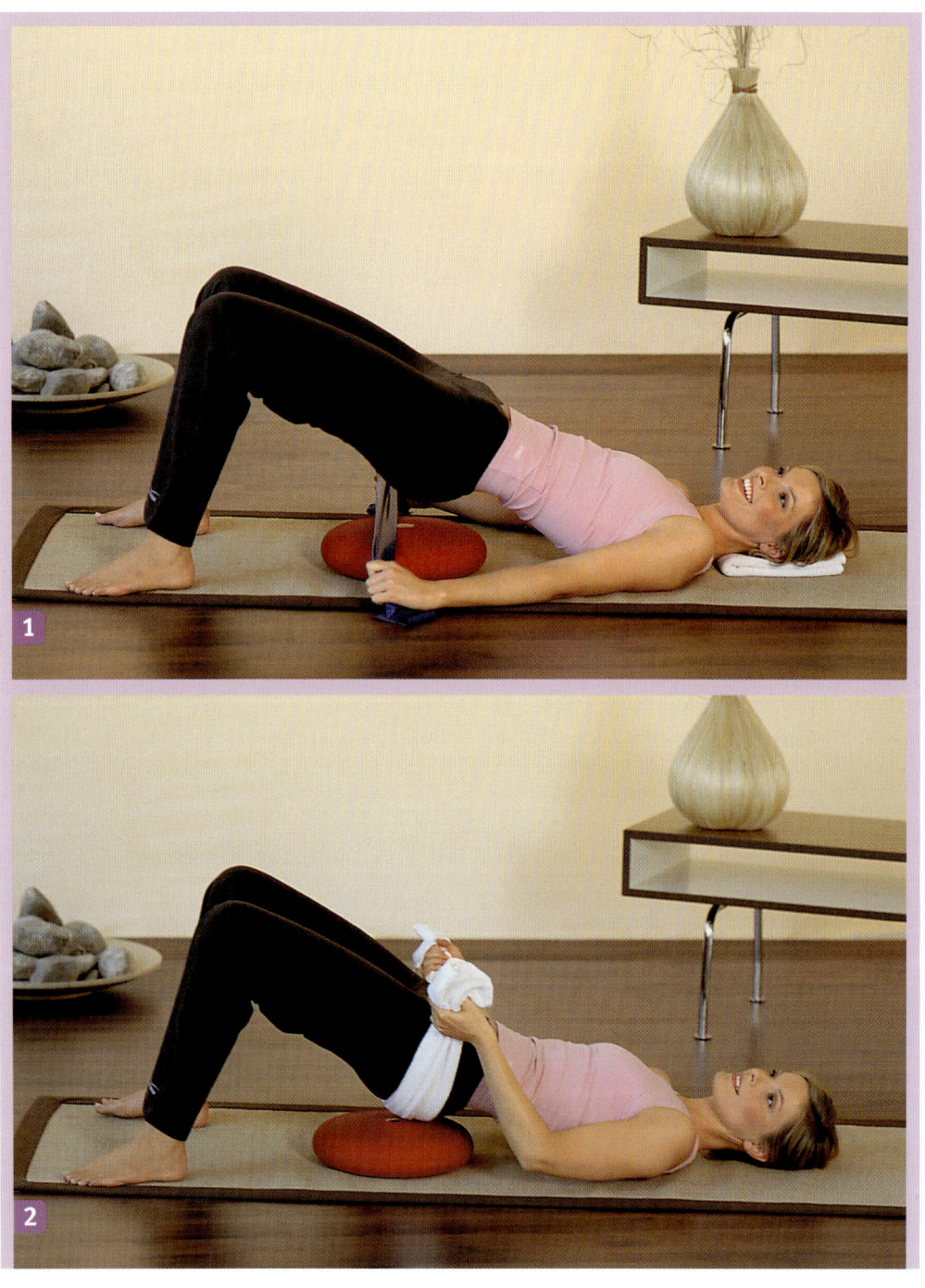

Übung 14

Übungen, bei denen sich das Becken höher befindet als der Oberkörper, eignen sich besonders für die Kräftigung des Beckenbodens. Die Beckenbodenmuskulatur ist entlastet und kann besser gefühlt und trainiert werden.

● Legen Sie sich auf den Rücken, stellen Sie die Beine auf und unterlagern Sie das Becken mit einem Ballkissen oder Redondo-Ball. Legen Sie unter das Becken ein Handtuch oder ein Thera-Band.

1 Halten Sie das Thera-Band mit beiden Händen. Heben Sie dann das Becken an und ziehen Sie das Handtuch oder Thera-Band unter dem Becken auseinander.

● Spannen Sie dabei die Beckenbodenmuskeln kräftig an und ziehen Sie sie nach innen: Stufe für Stufe, Stockwerk für Stockwerk.

● Die Spannung 6 bis 10 Sekunden halten, dann entspannen und das Becken ablegen.

● Ruhig nachspüren und nachatmen.

● Die Übung 4- bis 6-mal wiederholen.

Variation

Das Becken anheben und das Thera-Band darunter auseinander ziehen. Dieses Mal die Knie aneinander legen, zusammendrücken und Beckenbodenspannung aufbauen.

Übung 15

● Legen Sie sich auf den Rücken und stellen Sie die Beine auf. Füße und Knie sind hüftbreit geöffnet. Heben Sie das Becken an. Legen Sie ein Handtuch genau unter das Becken. Die Handtuchenden halten Sie rechts und links neben dem Becken mit beiden Händen fest. Atmen Sie nun gelöst ein.

2 Beim Ausatmen die Beckenbodenmuskeln kräftig anspannen und das Becken nach rechts gegen das Handtuch drücken.

● Das Becken zur Mitte führen und gelöst einatmen. Dann zur anderen Seite üben.

● Das Becken ablegen, entspannt atmen und der Übung nachspüren.

● Die Übung 2- bis 4-mal wiederholen.

Variation 1

Gleiche Ausgangsstellung. Becken angehoben, Handtuch unter dem Becken. Beckenboden anspannen und rechte Beckenhälfte hoch zu den Rippen ziehen. Im Wechsel mit der anderen Seite üben.

Mein Rat

Die Übung wird noch effektiver, wenn Sie während der Anspannung die Zehen hoch ziehen und die Fersen in den Boden drücken.

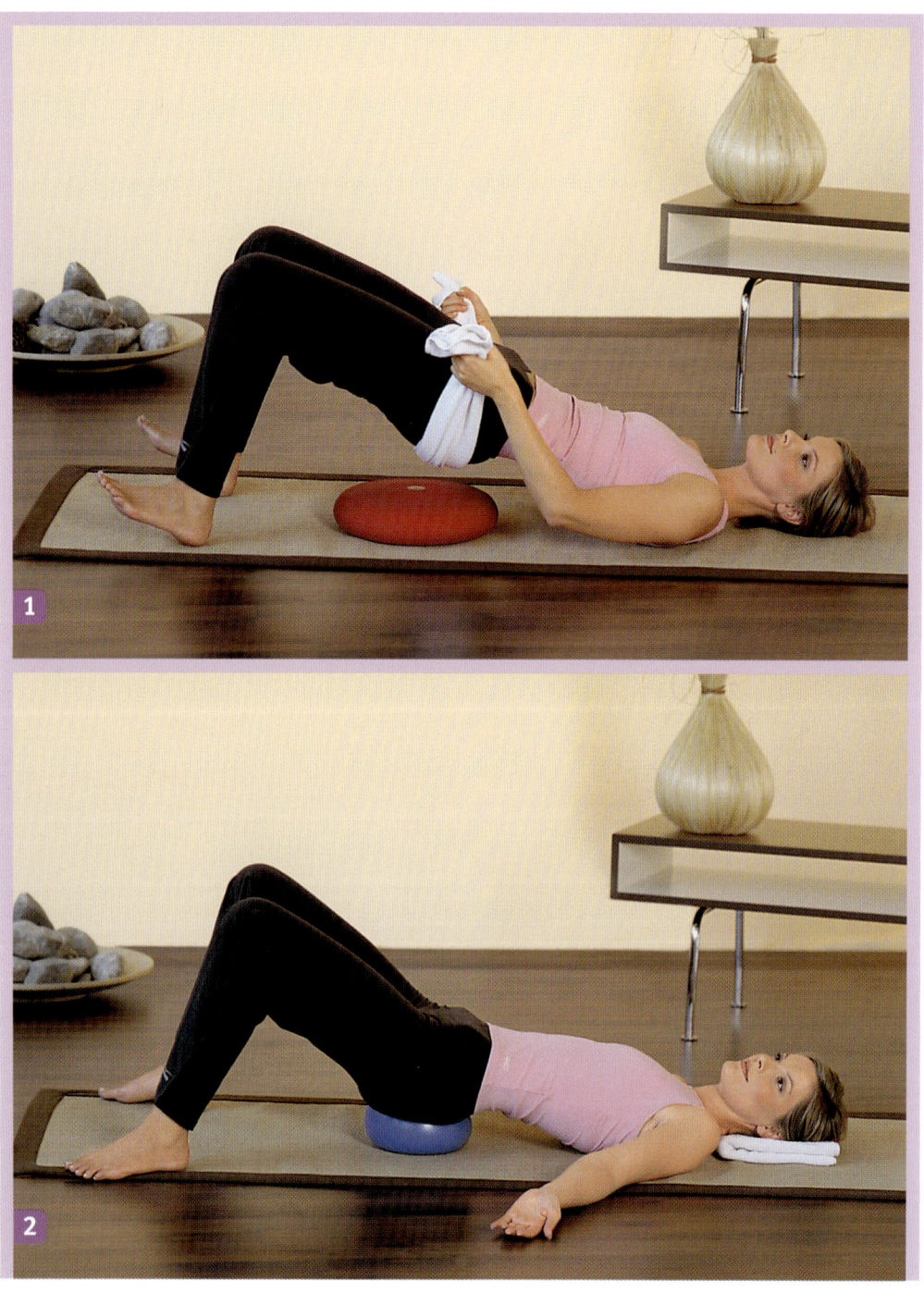

Aktiv mit dem Ballkissen

Übung 16

● Legen Sie sich auf den Rücken und stellen Sie beide Fersen auf dem Boden auf. Kopf und Hals sind entspannt.

● Dann wie bei der vorherigen Übung (siehe Seite 75) das Becken anheben und das Handtuch unter dem Becken mit beiden Händen seitlich festhalten. Das Becken liegt leicht auf dem Handtuch auf.

1 Beim Ausatmen die Beckenbodenmuskeln anspannen und das Becken gegen den Widerstand des Handtuchs nach unten drücken.

● Das Becken bewegt sich dabei fast nicht, höchstens einige Zentimeter.

● Anschließend das Becken gelöst ablegen und entspannt einatmen.

● Die Übung 4- bis 6-mal wiederholen.

Variation 1

Gleiche Übungsausführung wie oben, zusätzlich nun die Zehenspitzen hochziehen und die Fersen in den Boden drücken.

Variation 2

Führen Sie die Übung wie oben aus, dieses Mal senken Sie jedoch Ihr Becken gegen den Widerstand des Handtuchs bis kurz über dem Boden und heben es anschließend wieder an.

● Üben Sie dies im raschen Wechsel.

● Achten Sie darauf, dass die Beckenbodenmuskeln angespannt bleiben. Den Atem fließen lassen.

Übung 17

● Legen Sie sich auf den Boden und stellen Sie die Beine auf.

● Schieben Sie den Redondo-Ball unter Ihr Becken und lassen Sie es zunächst auf dem Ball ruhen.

2 Dann heben Sie das Becken etwas an und lassen es auf und ab hüpfen, als würden Sie auf einem Pezzi-Ball sitzen und darauf hüpfen.

● Lassen Sie den Atem locker und gelöst fließen.

● Entspannen Sie sich und stellen Sie sich dabei vor, wie alle Eingeweide in den Körper hineingeschüttelt werden. Der Beckenboden wird deshalb entlastet und mit Sauerstoff versorgt. An- und Verspannungen lösen sich beim Schütteln auf. Ein gelöster, nicht verspannter Beckenboden kann viel besser trainiert werden.

Variation 1

Atmen Sie zu Bauch und Beckenboden hin ein und entspannen Sie sie dabei. Beim Ausatmen die Muskeln wieder kräftig anspannen und mit dem Becken auf dem Ball leicht hüpfen.

Der Stuhl – nicht nur zum Sitzen!

Übung 18

● Legen Sie sich auf den Boden. Die Unterschenkel befinden sich auf einem Hocker oder Stuhl. Das Becken mit einer zusammengerollten Decke oder einem Ballkissen unterlagern.

1 Spannen Sie die Beckenbodenmuskeln an und ziehen Sie sie nach innen. Das Becken im vorderen Teil wenige Zentimeter anheben und die Spannung 6 bis 10 Sekunden halten. Danach das Becken locker ablegen und die Spannung lösen.

● Die Übung 4- bis 6-mal wiederholen.

Variation 1

● Wie oben, jedoch das Becken etwas höher anheben. Danach noch ein wenig höher, bis es schließlich ganz oben ist.

● In jeder Position die Beckenbodenmuskeln anspannen, Spannung 6 bis 10 Sekunden halten, dann wieder lockerlassen.

Variation 2

● Gleiche Ausgangsposition einnehmen wie bei Übung 18, jedoch nicht die Unterschenkel auflegen, sondern die Füße auf die vordere Hockerkante stellen.

● Das Becken wieder in Stufen anheben und jedes Mal die Beckenbodenmuskeln kräftig anspannen und lockerlassen.

● Stellen Sie sich vor, dass Sie den Beckenboden Stockwerk für Stockwerk in sich hineinziehen.

Übung 19

● Legen Sie sich auf den Boden und stellen Sie die Fußsohlen auf die Vorderkante eines Stuhls.

2 Klemmen Sie einen Ball, zum Beispiel einen großen Noppenball oder Redondo-Ball, zwischen die Knie. Dann die Beckenbodenmuskeln kräftig anspannen und dabei den Ball mit den Knien zusammendrücken. Spannung 6 bis 10 Sekunden halten, dann lockerlassen.

● Atmen Sie bei der Anspannung aus und bei der Entspannung ein.

Variation 1

Beim Anspannen der Beckenbodenmuskeln den Ball zusammendrücken und das Becken im vorderen Teil wenig anheben. Beim Lockerlassen das Becken wieder ablegen.

Variation 2

● Sie halten mit beiden Händen ein Handtuch vor dem Körper und versuchen, es auseinander zu ziehen. Spannen Sie die Beckenbodenmuskeln an und heben Sie den Kopf etwas vom Boden ab. Schieben Sie das Handtuch nach rechts vorne.

● Beim Entspannen den Kopf ablegen.

● Im Wechsel mit der anderen Seite üben.

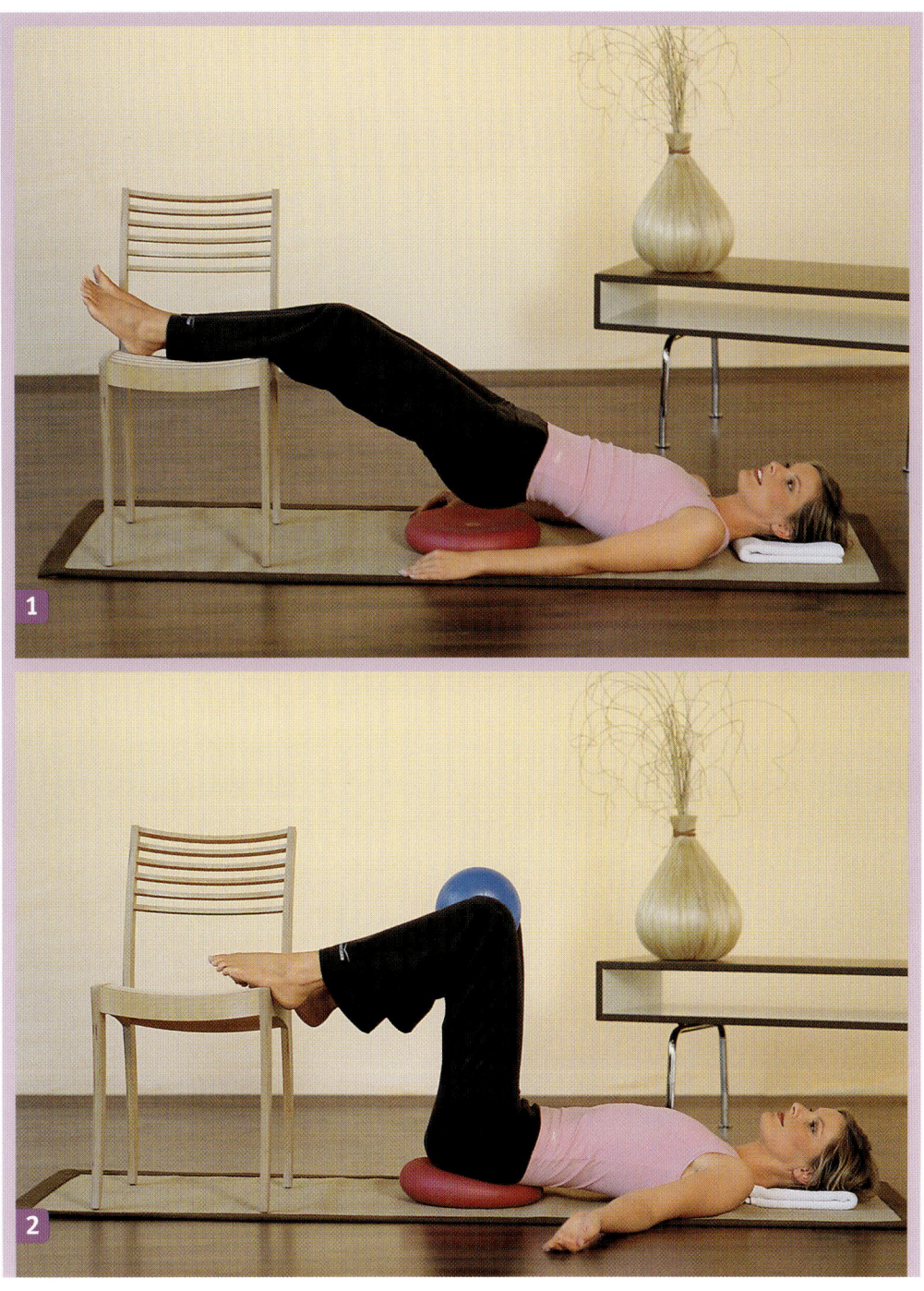

Übung 20

- Legen Sie sich auf den Rücken und stellen Sie die Fußsohlen auf die vordere Stuhlkante.

- Unterlagern Sie das Becken mit einem Ballkissen, einer Decke oder einem Redondo-Ball.

1 Halten Sie zwischen den Händen ein zusammengerolltes Handtuch. Ziehen Sie das rechte Knie ein wenig zum Bauch und legen Sie das Handtuch darüber.

- Die Beckenbodenmuskeln anspannen und nach innen ziehen. Gleichzeitig das rechte Knie gegen den Widerstand des Handtuchs nach oben in Richtung Decke drücken und dabei die Spannung in der Beckenbodenmuskulatur halten. Das Becken hebt sich dabei ein wenig vom Boden bzw. Ballkissen ab.

- Den Atem während der Anspannungsphase unbedingt weiterfließen lassen und nicht anhalten. Sie können auch während der Anspannungsphase ausatmen.

Mein Rat

Diese Übung ist für Anfänger nicht ganz leicht, aber sehr wirkungsvoll. Achten Sie unbedingt darauf, dass der Atem frei weiterfließt, halten Sie ihn nicht an.

- Danach das Becken wieder entspannt ablegen und den rechten Fuß aufstellen.

- Im Wechsel mit der anderen Seite üben.

- Die Übung auf jeder Seite 2- bis 4-mal ausführen.

Variation

- Beide Unterschenkel auf einem Hocker auflegen und die Übung wie zuvor beschrieben ausführen.

2 Wenn Sie das Knie gegen das Handtuch nach oben drücken, heben Sie gleichzeitig das Becken leicht an.

- Dabei den Beckenboden fest anspannen und die Spannung etwa 6 bis 10 Sekunden halten.

- Dann das Becken und den rechten Unterschenkel langsam ablegen und die Muskulatur wieder entspannen.

- Anschließend das Handtuch über das andere Knie legen und das Knie zum Bauch ziehen. Das Knie gegen den Widerstand des Handtuchs nach oben drücken. Gleichzeitig das Becken anheben und dabei den Beckenboden anspannen.

- Die Spannung wieder 6 bis 10 Sekunden halten.

- Das Becken und den Unterschenkel ablegen und die Muskulatur entspannen.

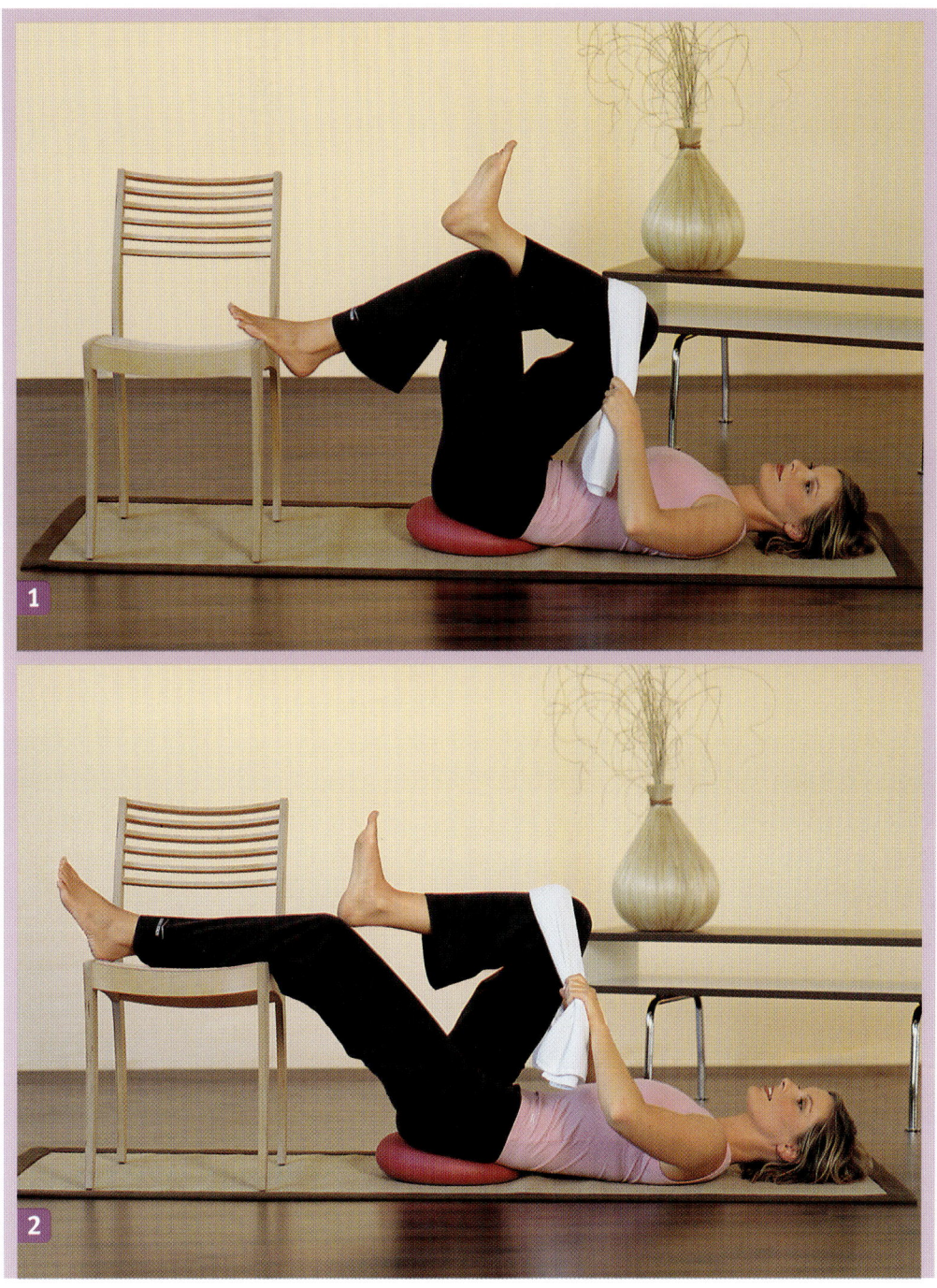

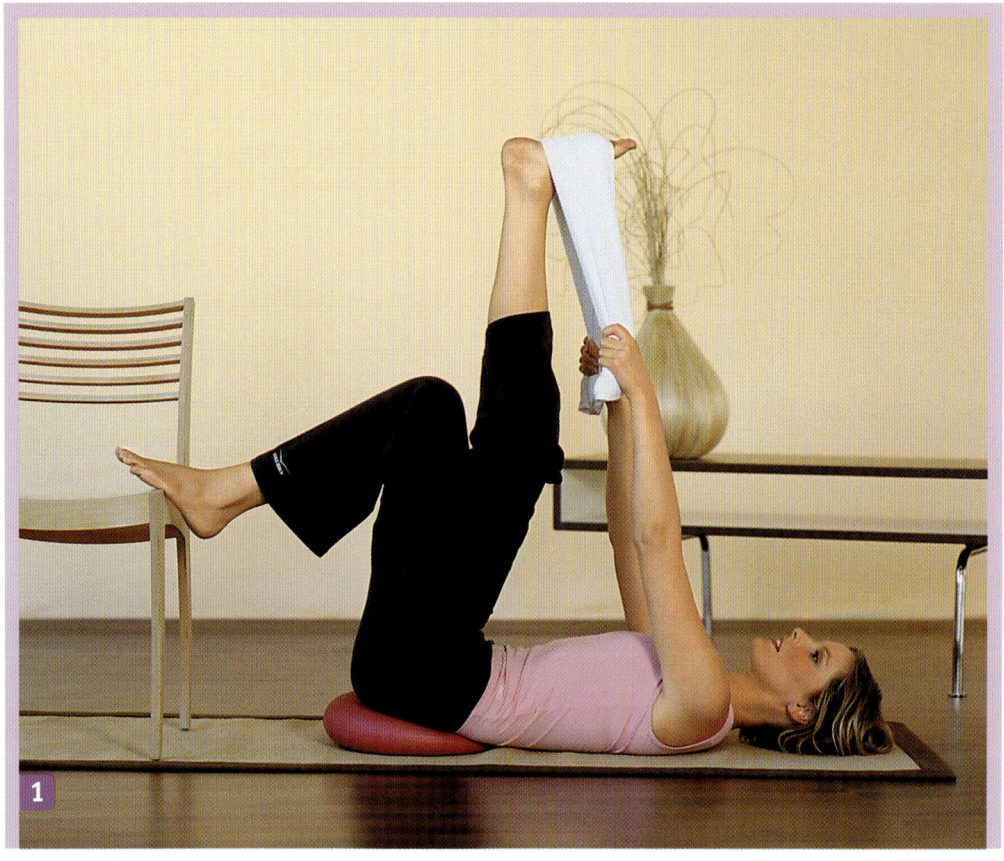

Übung 21

● Legen Sie sich auf den Rücken und stellen Sie die Füße auf die Vorderkante eines Hockers. Unterlagern Sie das Becken mit einer Decke, einem Ballkissen oder einem Redondo-Ball.

● Legen Sie ein Handtuch oder Thera-Band über die rechte Fußsohle und halten Sie die Enden fest.

1 Strecken Sie das rechte Bein senkrecht nach oben, so dass die Fußsohle zur Decke zeigt. Die Zehenspitzen ziehen Sie nach unten in Richtung Bauch.

● Spannen Sie jetzt die Beckenbodenmuskeln kräftig an. Die Sohle des rechten Fußes nach oben gegen das Handtuch oder Thera-Band in Richtung Decke drücken.

● Becken leicht anheben. Spannung 6 bis 10 Sekunden halten, dann entspannen.

● Abwechselnd mit der anderen Seite üben, jeweils 2- bis 4-mal.

An der Wand

Übung 22

- Legen Sie sich auf den Rücken vor eine Wand und stützen Sie die Fußsohlen an der Wand ab. Unterlagern Sie das Becken mit einem Ballkissen oder einer zusammengerollten Decke.

- Drücken Sie die Fersen gegen die Wand und spannen Sie die Beckenbodenmuskeln kräftig an.

- Heben Sie nun den vorderen Teil des Beckens ein wenig an. Die Spannung 6 bis 10 Sekunden halten, dann das Becken ablegen und einen Moment entspannen.

- Wiederholen Sie die Übung 6- bis 10-mal.

Variation 1

- Das Becken etwas anheben, dabei die Beckenbodenmuskeln gut anspannen. Becken in kleinen Bewegungen auf- und abwippen. Dabei die Spannung halten.

- Den Atem gelöst fließen lassen.

Variation 2

2 Das Becken wieder leicht anheben, dann abwechselnd ein Knie in Richtung Bauch ziehen und die gegengleiche Hand von vorne gegen das Knie drücken. Dabei den Beckenboden anspannen.

- Die Spannung 6 bis 10 Sekunden halten, dann das Becken ablegen und auch Hand und Fuß zurücklegen. Gegengleich üben.

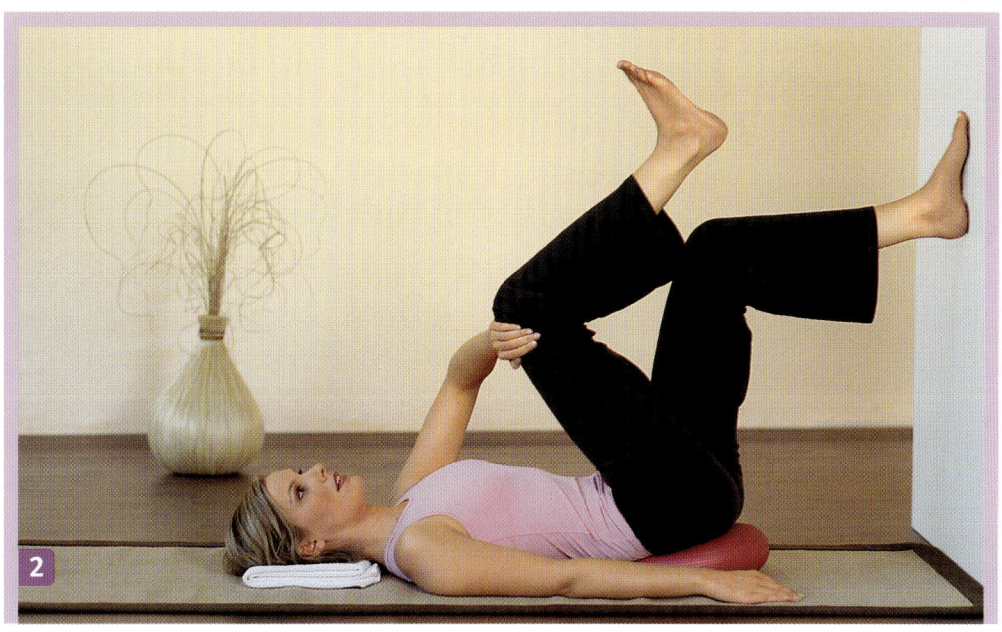

Übung 23

● Legen Sie sich auf den Rücken vor eine Wand und stützen Sie Ihre Fußsohlen daran ab.

● Unterlagern Sie das Becken mit einem Redondo-Ball oder einem Ballkissen. Sie können das Ballkissen auch unter den Kopf legen. Diese Lage ist sehr angenehm.

1 Ziehen Sie das rechte Knie zum Bauch und legen Sie ein Handtuch oder Thera-Band über die rechte Fußsohle. Strecken Sie das rechte Bein senkrecht nach oben in Richtung Decke, wobei die Fußsohle gegen den Widerstand des Handtuchs nach oben drückt. Dabei die Beckenbodenmuskeln anspannen.

● Sie können außerdem noch zur Intensivierung der Übung mit der linken Ferse gegen die Wand drücken.

● Halten Sie diese Position einige Atemzüge lang und achten Sie darauf, dass der Atem gelöst weiterfließt.

● Danach das Knie senken und einen Moment entspannen und nachspüren.

● Zuerst mit dem rechten Bein 4-mal üben, dann mit dem linken Bein.

Variation 1

Wenn das Bein bzw. die Fußsohle nach oben schiebt, das Becken zusätzlich leicht anheben.

Variation 2

Ein Bein schräg zur gegengleichen Seite schieben.

Übung 24

2 Legen Sie sich vor eine Wand und stützen Sie die Fußsohlen an der Wand ab. Zwischen Ober- und Unterschenkel sollte etwa ein rechter Winkel bestehen.

● Unterlagern Sie das Becken mit einem Ballkissen oder Redondo-Ball.

● Drücken Sie die Fersen fest gegen die Wand. Spannen Sie den Beckenboden dabei kräftig an und ziehen Sie ihn nach innen.

● Die Spannung 6 bis 10 Sekunden halten, dann lockerlassen und entspannen.

● Die Übung 4- bis 6-mal wiederholen.

Variation 1

● Ausführung der Übung wie oben beschrieben, aber nun jeweils nur eine Ferse gegen die Wand drücken.

● Während Sie die rechte oder linke Ferse gegen die Wand drücken, beobachten Sie, wie die Spannung in dieser Seite von der Ferse über das Bein bis zum Becken zunimmt und im Beckenboden ankommt.

● Den Beckenboden dabei bewusst anspannen und nach innen ziehen.

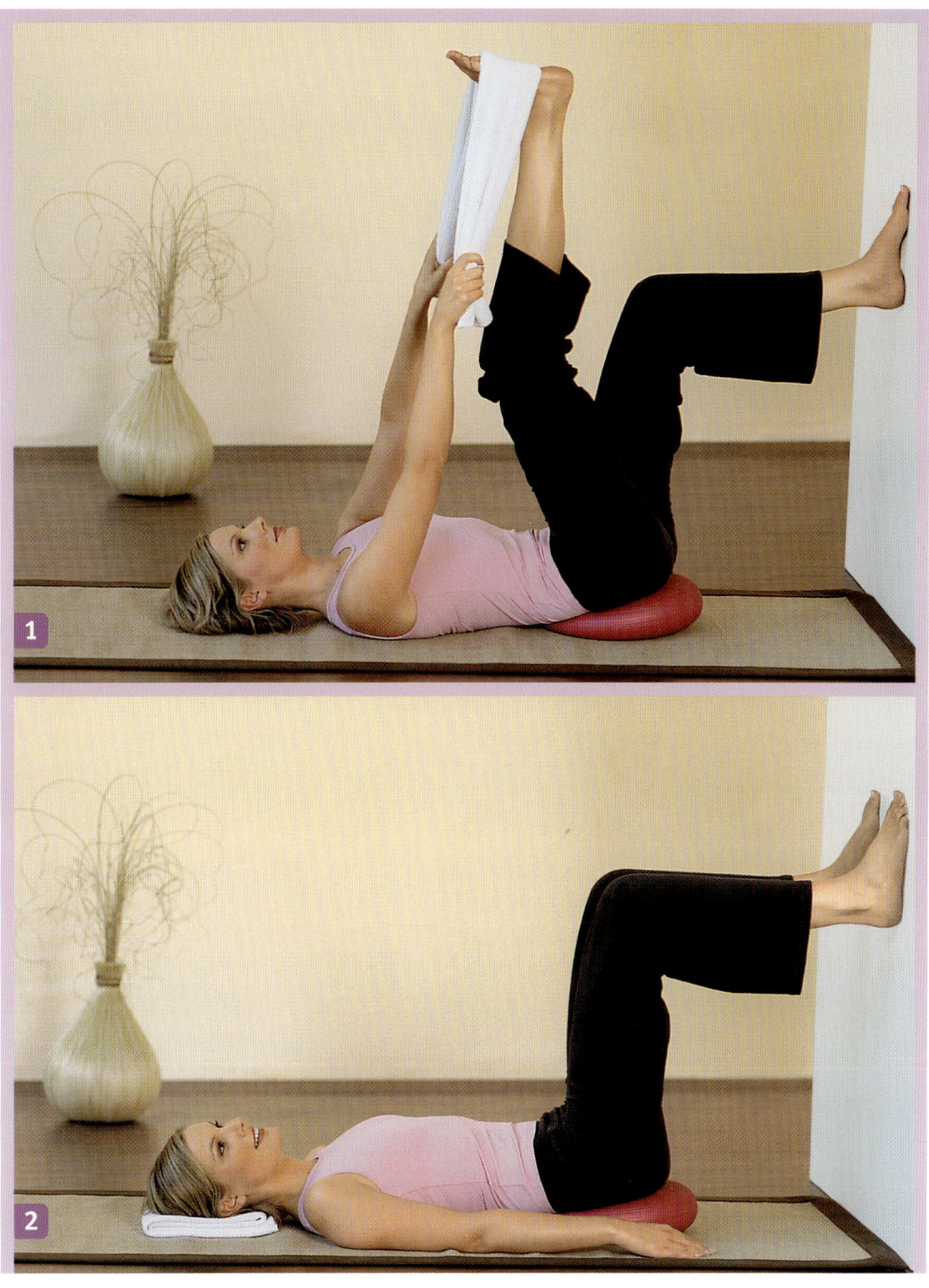

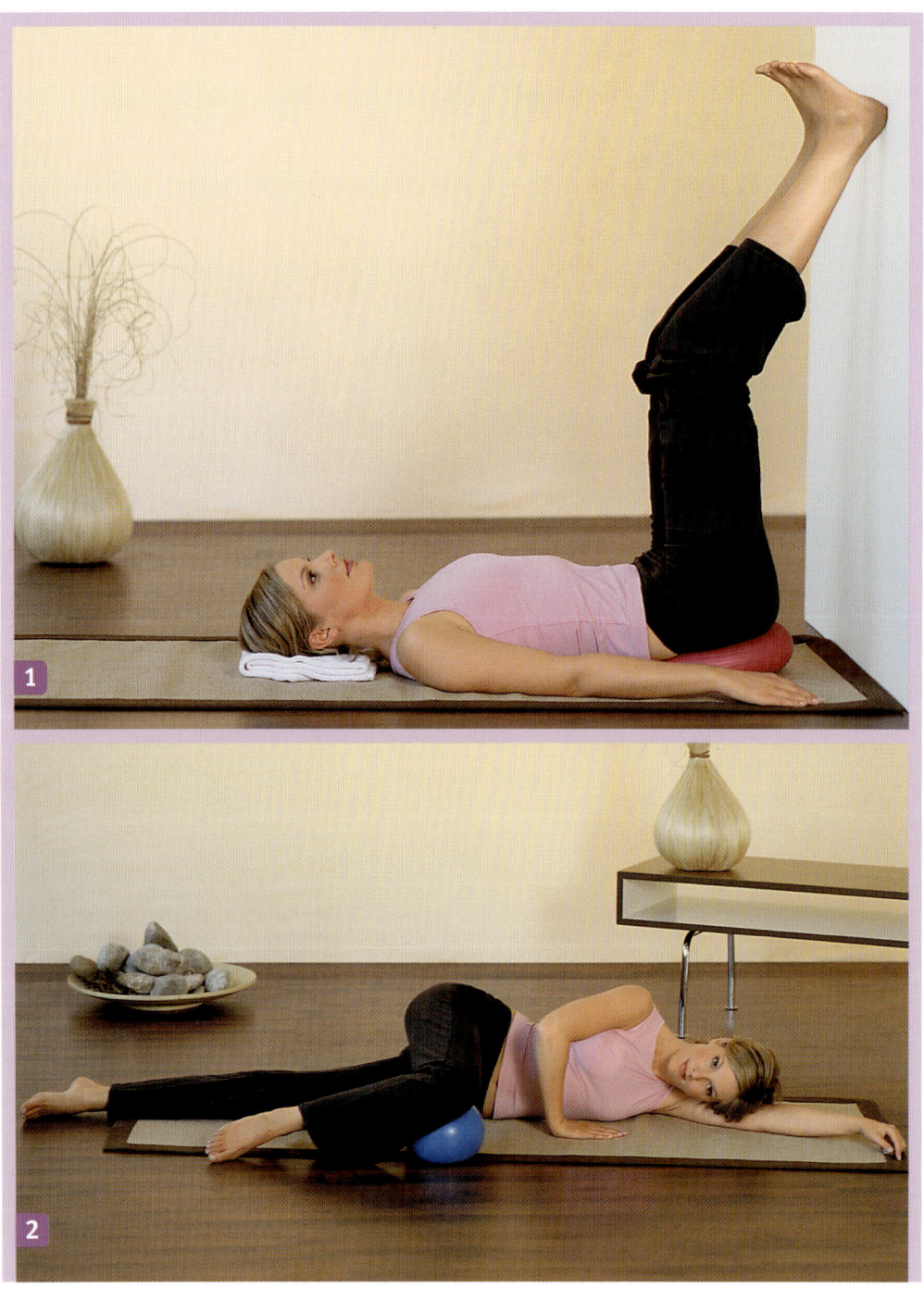

● Anschließend die Spannung wieder lösen und noch einen Moment lang entspannen und nachspüren.

● Diese Variation wechselseitig üben.

Variation 2

1 Das Gesäß liegt nahe an der Wand. Die Beine strecken Sie mit leicht gebeugten Knien nach oben.

● Drücken Sie beide Fersen kräftig gegen die Wand, spannen Sie dabei den Beckenboden an und ziehen Sie ihn nach innen.

● Heben Sie zusätzlich das Becken ein wenig von der Unterlage ab.

● Danach das Becken wieder ablegen und einen Moment lang entspannen.

Variation 3

● Drücken Sie wieder wie zuvor beschrieben beide Fersen gegen die Wand. Legen Sie beide Handteller an die Oberschenkel (die Fingerspitzen zeigen nach oben) und drücken Sie mit den Handwurzelknochen gegen die Beine.

● Heben Sie das Becken ein wenig und spannen Sie dabei die Beckenbodenmuskeln kräftig an. Ziehen Sie sie nach innen.

● Gehen Sie in die Ausgangsposition zurück, entspannen Sie die Muskulatur und spüren Sie der Übung ganz entspannt nach.

Entspannen und Kräftigen

Übung 25

2 Legen Sie sich auf die linke Seite und ziehen Sie die Knie etwas an. Strecken Sie den linken Arm und legen Sie den Kopf bequem darauf ab. Die rechte Hand locker vor dem Brustkorb aufstellen. Strecken Sie nun das linke Bein aus und beugen Sie das obere rechte Knie. Legen Sie einen Ball unter das rechte Knie.

● Spannen Sie den Beckenboden kräftig an und ziehen Sie ihn nach innen. Drücken Sie dann das Knie nach unten gegen den Ball. Den Atem dabei gelöst fließen lassen.

● Die Spannung 6 bis 10 Sekunden halten, dann entspannen. Beim Entspannen das Knie locker und schwer auf dem Ball liegen lassen und bewusst zum Beckenboden hin ein- und ausatmen.

● Das Ganze 2- bis 4-mal üben. Anschließend auf die andere Seite drehen und die Übung gegengleich ausführen.

Mein Tipp

Wenn Sie nach dem Üben mit dem oben liegenden Knie locker und gelöst über den Ball rollen oder auf dem Ball wippen, können Sie sich sehr gut entspannen.

Übung 26

1 Legen Sie sich auf den Boden und stellen Sie die Beine auf. Legen Sie einen Redondo-Ball unter das Becken. Die Arme liegen bequem neben dem Körper.

2 Ziehen Sie anschließend beide Knie zum Bauch und atmen Sie einfach nur bewusst zum Bauch und zum Beckenboden hin ein und aus. Die Handflächen zeigen jetzt nach oben.

● Konzentrieren Sie sich auf Ihren tiefen Atem zum Beckenboden hin und entspannen Sie diesen sowie das gesamte Becken.

● Genießen Sie diese wunderbar entspannende Position.

3 Nach einer Weile legen Sie beide Arme locker ausgestreckt neben den Kopf und atmen weiter zum Beckenboden hin ein und aus.

● Bleiben Sie einige Atemzüge lang in dieser Position.

● Danach führen Sie die Arme wieder nach vorne und legen sie locker neben dem Körper ab.

● Nun die Beine aufstellen, den Ball unter dem Becken vorziehen und der Übung entspannt nachspüren. Fühlen Sie auch, wie das Becken jetzt gut auf dem Boden aufliegt.

Variation

Eine weitere äußerst entspannende Übung zur Lockerung und Entkrampfung der Beckenboden- und auch Kreuzmuskeln auf dem Redondo-Ball ist die folgende.

● Sie liegen wie bei der Abbildung 1 gezeigt bequem auf dem weichen Ball und lassen den Atem gelöst fließen.

● Nun beginnen Sie, das Becken sanft hin und her zu wiegen: einfach ganz gelöst hin- und herschaukeln und den Beckenboden entspannen.

● Führen Sie diese Schaukelbewegung durch so lange Sie wollen bzw. so lange sie Ihnen angenehm ist.

● Jetzt das Becken ein wenig vor und zurück schaukeln, ohne Druck, ganz leicht und auch den Atem einfach natürlich fließen lassen.

● Dann das Becken in dieser Position auf dem Ball kreisen, zuerst in eine Richtung, dann in die andere.

● Sie können auch die Größe der Kreise variieren.

● Genießen Sie dabei die lockernde, lösende und entspannende Wirkung.

● Diese Entspannungsübung können Sie auch in den anderen beiden Positionen (Abbildung 2 und 3) ausführen.

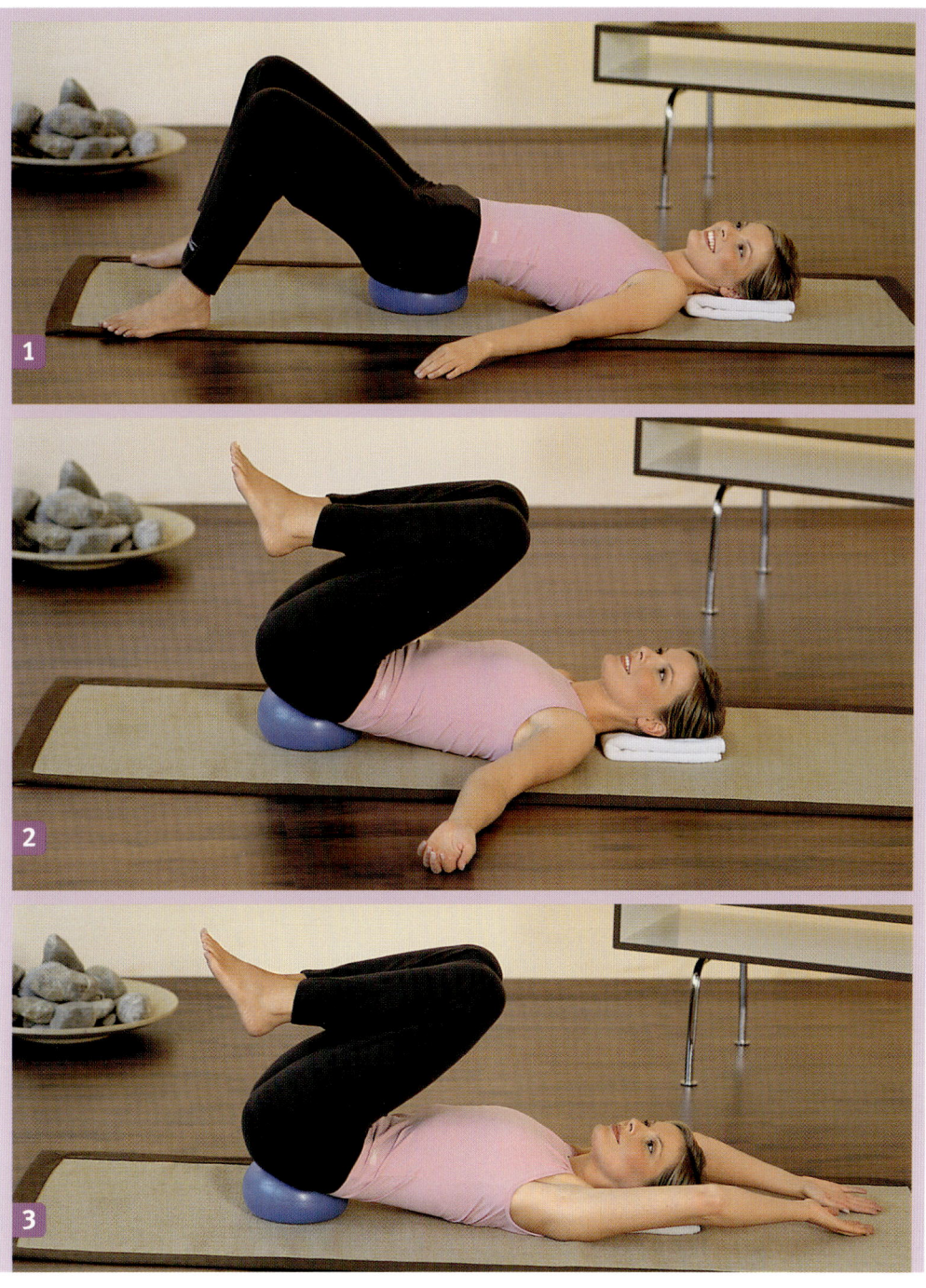

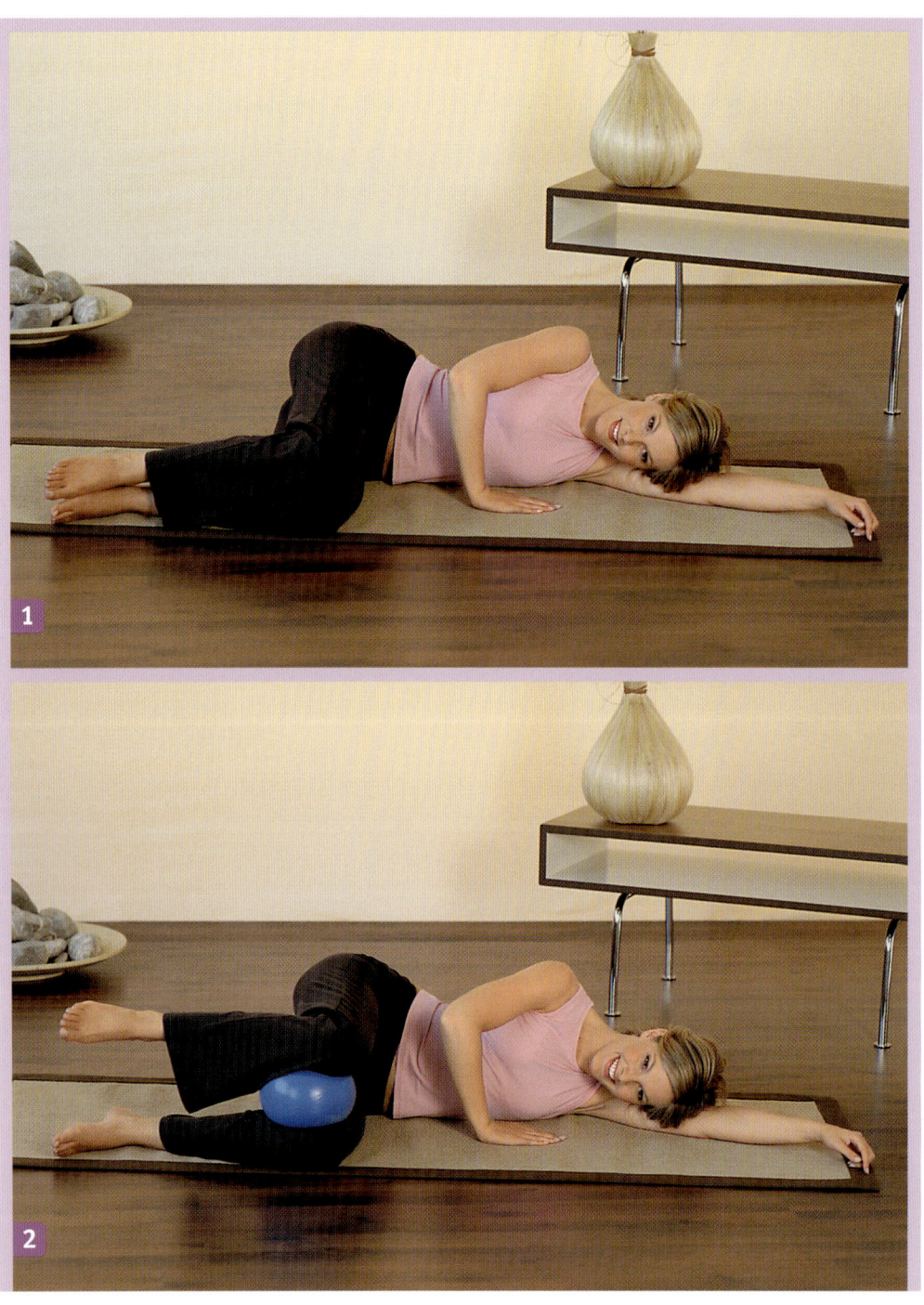

Locker auf der Seite liegend

Übung 27

1 Legen Sie sich auf die linke Seite und ziehen Sie die Knie in Richtung Brustkorb, so dass Unter- und Oberschenkel etwa einen rechten Winkel bilden.

● Legen Sie den Kopf bequem auf den linken gestreckten oder gebeugten Oberarm. Die rechte Hand befindet sich vor dem Brustkorb.

● Atmen Sie zuerst einige Male gelöst zum Beckenboden hin ein und aus, so dass der Muskel mit genügend Sauerstoff versorgt wird.

● Nach einigen gelösten Atemzügen beim Ausatmen bewusst die Beckenbodenmuskeln anspannen, zusammenkneifen und nach innen oben ziehen.

● Die Spannung 6 bis 10 Sekunden halten, dann wieder entspannen.

● Auf jeder Seite 4-mal üben.

Variation 1

2 Gleiche Ausgangslage wie zuvor, die Knie eventuell etwas höher ziehen. Die rechte Hand, einen Redondo-Ball oder ein Ballkissen zwischen die Knie legen.

● Spannen Sie die Beckenbodenmuskeln an und ziehen Sie sie nach innen.

● Drücken Sie jetzt mit beiden Knien Ihre Hand oder den Redondo-Ball bzw. das Ballkissen kräftig zusammen.

● Die Spannung 6 bis 10 Sekunden halten, dann wieder entspannen.

● Führen Sie diese Übung auf jeder Seite 4-mal aus.

Variation 2
● Legen Sie sich wieder auf die linke Seite.

● Strecken Sie das untere, also das linke Bein aus und legen Sie das obere (rechte) angebeugte Knie vor dem Körper auf dem Redondo-Ball ab.

● Lassen Sie nun zuerst das Knie sanft und locker über den Redondo-Ball kreisen; einige Male rechts herum, danach in die andere Richtung.

Mein Rat

Achten Sie beim Ausführen der Übungen darauf, dass Sie die Entspannungsphasen einhalten. Die Anspannung soll kräftig und intensiv sein. Die Entspannung danach ist aber ebenso wichtig und notwendig, um eine gute Wirkung der Übung zu erzielen.

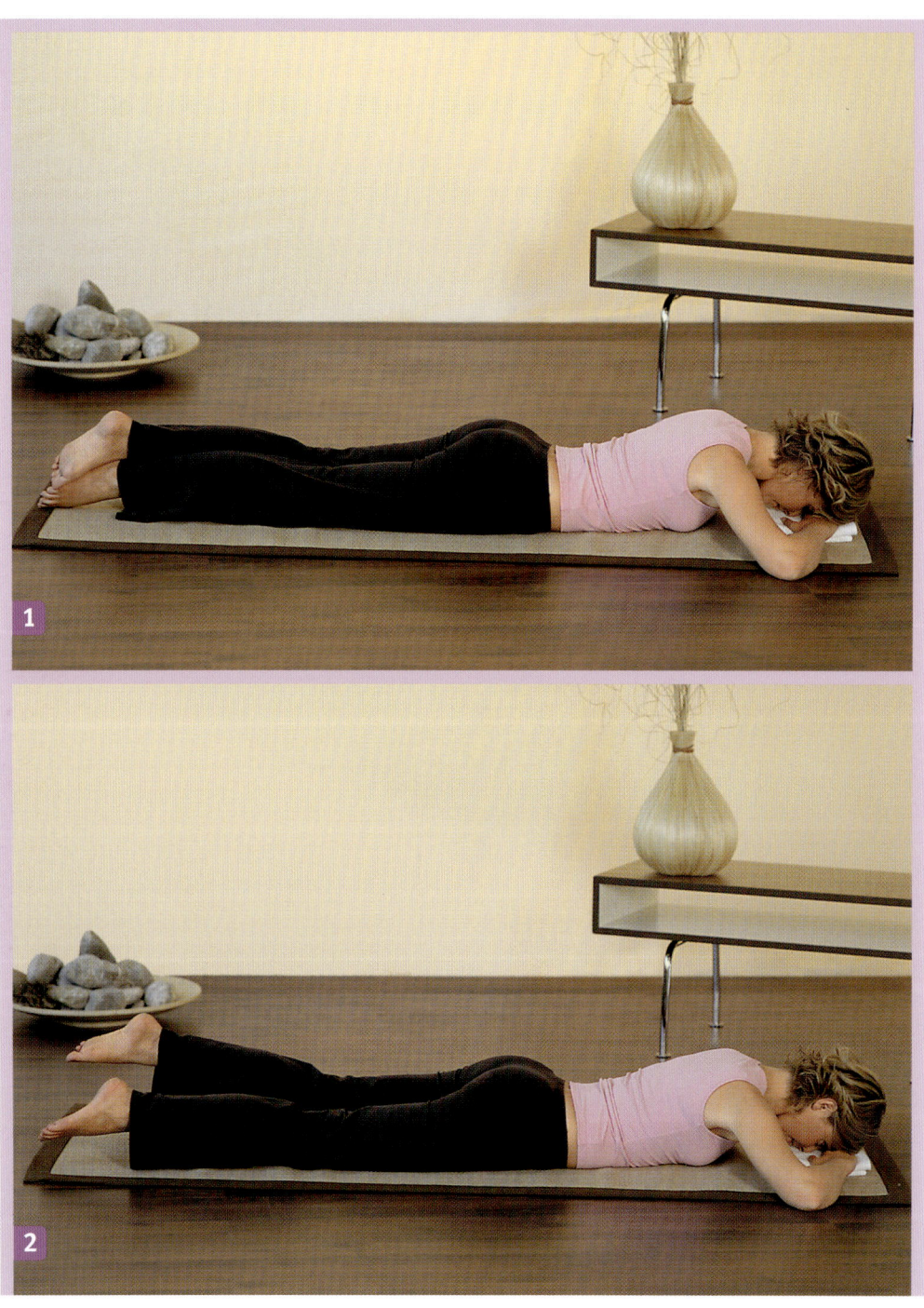

In der Bauchlage

Übung 28

1 Sie befinden sich in der Bauchlage und legen die Stirn bequem auf die Hände. Dadurch befindet sich der Hinterkopf in einer Linie mit dem Rücken. Überkreuzen Sie die Fußgelenke.

• Drücken Sie die verschränkten Beine von unten nach oben fest gegeneinander und spannen Sie den Beckenboden an.

• Diese Anspannung einige Atemzüge lang halten. Dabei gelöst weiteratmen oder langsam und lange ausatmen. Danach entspannen und auch die Beine entspannt nebeneinander legen.

• Üben Sie wechselseitig, jede Seite 2- bis 4-mal.

Variation 1
• Stellen Sie die Zehen des unteren Fußes auf dem Boden auf. Dann die Füße gegeneinander drücken und die Übung wie zuvor beschrieben ausführen.

• Sie werden spüren, dass sich dadurch vor allem im hinteren Beckenbodenbereich die Anspannung noch mehr verstärkt.

Variation 2
Legen Sie zwei oder drei kleine Kissen oder ein Ballkissen unter das Becken. Führen Sie die zuvor beschriebene Übung durch.

Übung 29
• Legen Sie sich auf den Bauch, die Hände befinden sich unter der Stirn. Die Füße liegen bequem etwa hüftbreit auseinander auf dem Boden.

• Wenn es Ihnen angenehmer ist, legen Sie ein kleines Kissen oder ein Ballkissen unter die Leisten.

• Atmen Sie kurz ein und dann langsam aus. Spannen Sie dabei die Beckenbodenmuskeln kräftig an und ziehen Sie sie nach innen.

2 Während der Beckenboden angespannt bleibt, heben Sie ein Bein gestreckt ein wenig vom Boden ab. Wenn Sie wollen, können Sie das Bein dabei minimal auf- und abwippen. Diese Bewegung findet aus dem Hüftgelenk heraus statt und das Bein ist dabei gestreckt.

• Dann entspannen und das Bein gelöst ablegen, einatmen.

• Danach wieder ausatmen, den Beckenboden anspannen und das andere Bein gestreckt ein wenig vom Boden abheben. Die Beckenbodenspannung während der Ausatmung gut halten.

• Anschließend wieder locker lassen, das Bein ablegen und gelöst einatmen.

• Mit jedem Bein die Übung 4- bis 6-mal wiederholen.

Übung 30

- Legen Sie sich auf den Bauch, die Hände befinden sich unter der Stirn.

- Wenn Sie wollen, können Sie ein kleines Kissen unter die Leisten legen.

- Heben Sie dann die Unterschenkel an und lassen Sie die Fußsohlen nach oben zur Decke zeigen.

1 Legen Sie jetzt die Fersen aneinander und drücken Sie sie fest gegeneinander. Die Fußspitzen zeigen dabei leicht nach außen.

- Den Beckenboden kräftig anspannen und mit allen Schichten nach innen ziehen.

- Sie werden spüren, dass auch der hintere Beckenbodenmuskel dabei kräftig angespannt wird.

- Die Spannung 6 bis 10 Sekunden halten, dann lockerlassen und einen kurzen Moment entspannen.

- Während der Anspannungsphase den Atem gelöst fließen lassen oder dabei ausatmen.

- Die Übung 4- bis 6-mal wiederholen.

Variation 1

- Begeben Sie sich in die gleiche Ausgangsposition wie bei der oben beschriebenen Übung.

- Jetzt heben Sie Ihre Unterschenkel an und überkreuzen dann Ihre Fußgelenke.

- Beim Ausatmen drücken Sie die Knöchel kräftig gegeneinander und gleichzeitig spannen Sie Ihre Beckenbodenmuskulatur gut an.

- Halten Sie die Spannung für 6 bis 10 Sekunden. Danach legen Sie die Beine locker ab und atmen gelöst ein.

- Anschließend heben Sie während der Ausatemphase die Unterschenkel wieder an und überkreuzen Ihre Fußknöchel andersherum (so dass dieses Mal der andere Fuß vorne ist).

- Drücken Sie die Knöchel wieder zusammen und spannen Sie gleichzeitig den Beckenboden an.

- Danach die Beine entspannt ablegen und gelöst einatmen.

Variation 2

- Begeben Sie sich wie vorher in die Bauchlage.

2 Heben Sie die Unterschenkel an und klemmen Sie einen Ball zwischen die Füße. Dann spannen Sie die Beckenbodenmuskeln kräftig an und drücken gleichzeitig den Ball zusammen.

- Konzentrieren Sie sich aber mehr auf Ihre Beckenbodenmuskeln als auf den Ball.

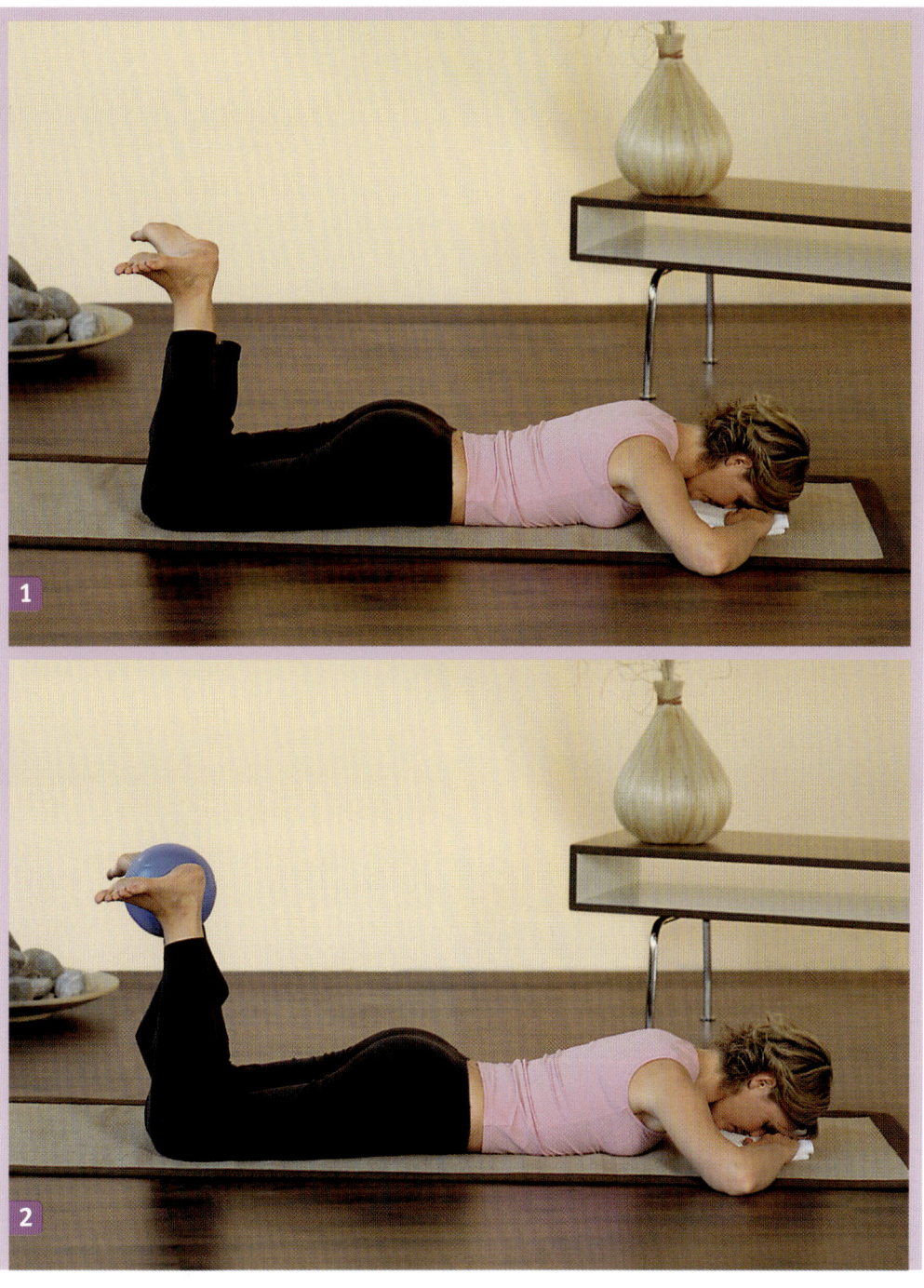

Die Top-Übungen im Sitzen und im Vierfüßlerstand

Spüren Sie zuerst Ihre Sitzbeinhöcker, auf denen Sie sitzen. Nehmen Sie den Beckenboden zwischen den Sitzbeinhöckern sowie zwischen dem Schambein und Steißbein wahr.

Versuchen Sie, die Kraft des Beckenbodens in den verschiedenen Sitzhaltungen sowie auf den Knien wahrzunehmen. Der Beckenboden ist die Wurzel der Wirbelsäule und des Rückens. Spüren Sie ganz besonders die Entspannung des Kreuzes und des Beckenbodens im Vierfüßlerstand mit aufgestützten Unterarmen.

Verschiedene Sitzmöglichkeiten

Im Sitzen ist der Beckenboden mehr belastet als im Liegen, jedoch etwas weniger als im Stehen. Man kann auf dem Boden sitzen, entweder mit ausgestreckten oder mit angezogenen Beinen. Für den Rücken und das Kreuz ist es im Allgemeinen besser, die Beine anzustellen. Auch der Schneidersitz ist zu empfehlen.

Wenn Sie auf einem Stuhl üben oder auf dem Boden sitzen, empfiehlt sich die Verwendung von einem Ballkissen (eventuell auch mit Noppen).

Für die Entspannung des Beckenbodens und des unteren Rückens ist der Vierfüßlerstand mit aufgelegten Unterarmen äußerst günstig.

Üben Sie überall!

Es gibt auch ausgezeichnete Beckenbodenübungen, die man im Sitzen auf dem Hocker oder auf einem Stuhl ausführen kann. Diese können an besonders vielen Orten geübt werden. Manche sogar im Auto, Bus, Zug oder Flugzeug. Wer zu Hause einen großen Pezzi-Ball besitzt, kann viele der Übungen im Sitzen auch auf diesem Ball ausführen.

Der Beckenboden vermittelt Wohlbefinden und ein Gefühl der Sicherheit für Körper und Seele.

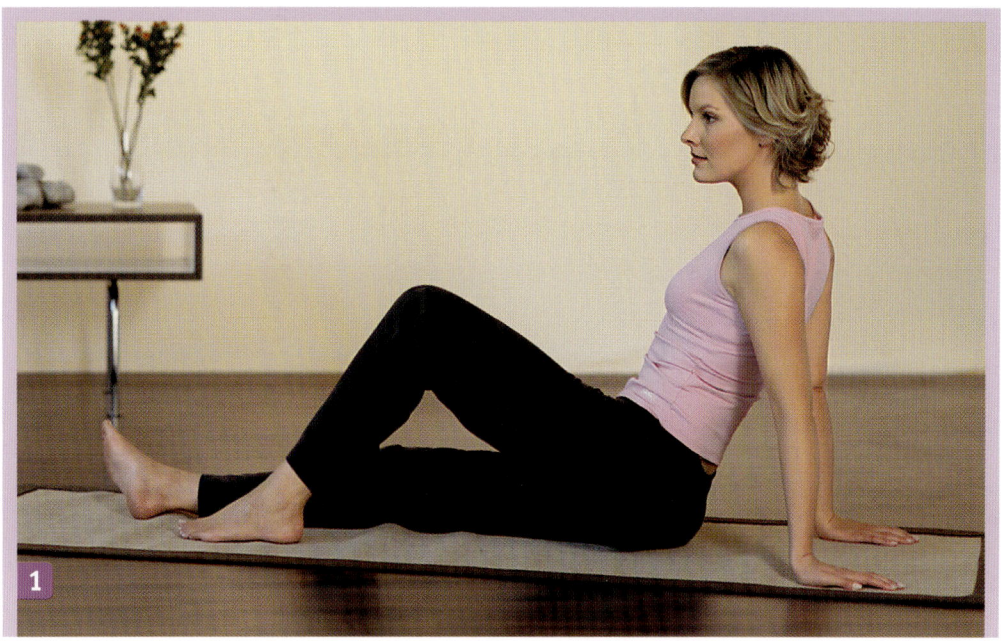

Abwechslungsreich üben!

Übung 1

1 Setzen Sie sich aufrecht auf den Boden und strecken Sie die Beine aus. Stützen Sie sich mit den Händen hinter dem Rücken ab.

● Achten Sie auf eine aufrechte Haltung und konzentrieren Sie sich auf die Sitzbeinknochen, auf denen Sie sitzen. Achten Sie darauf, dass Sie nicht dahinter sitzen.

● Atmen Sie zum Bauch und zum Beckenboden hin ein. Dann die Beckenbodenmuskeln anspannen, die Sitzbeinhöcker bewusst zusammenziehen und vom linken Sitzbeinhöcker her das linke Becken ein

wenig anheben und nach vorne schieben. Dabei hebt sich auch das linke Knie etwas an. Beim Absetzen strecken Sie das Bein wieder.

● Während dieser Bewegung und Anspannung ausatmen.

● Dann die gleiche Übung mit der anderen Seite ausführen.

Variation

● »Wandern« Sie zügig mit den Sitzbeinhöckern 8 bis 12 »Schritte« nach vorne und atmen Sie dabei langsam aus.

● Jetzt im aufrechten Sitzen einatmen.

● Dann ausatmen und zurückwandern.

Auf dem Boden

Übung 2

1 Setzen Sie sich mit gestreckten Beinen auf den Boden und stützen Sie sich hinten mit den Händen ab. Der Rücken ist aufrecht. Das rechte Bein aufstellen, den rechten Fuß über das linke Bein führen und neben dem linken Knie aufstellen.

• Legen Sie die linke Hand an die Innenseite des rechten Knies und stützen Sie die rechte Hand hinten rechts auf.

• Atmen Sie gelöst ein. Dann langsam ausatmen und die Beckenbodenmuskeln anspannen, das rechte Knie gleichzeitig kräftig gegen die linke Hand drücken. Wenn Sie wollen, können Sie den Oberkörper ein wenig nach rechts zurück drehen.

• Achten Sie darauf, dass der Hinterkopf eher nach oben schiebt.

• Üben Sie zuerst 4-mal zu dieser Seite, dann kurz entspannt nachspüren. Anschließend zur anderen Seite ebenfalls 4-mal üben.

Info

Diese Beckenbodenübung wirkt sich auf die gesamte Wirbelsäule mobilisierend und gleichzeitig festigend aus.

Variation

Bleiben Sie 4 bis 6 Atemzüge lang in der Dehnposition. Dabei gelöst aus- und einatmen.

Übung 3

2 Setzen Sie sich auf den Boden und stellen Sie die Beine auf. Der Rücken ist dabei aufrecht bis zum Hinterkopf. Stützen Sie sich mit den Händen hinter dem Rücken ab, wobei die Fingerspitzen nicht zum Rücken zeigen. Legen Sie einen Redondo- oder einen großen Noppenball zwischen die Knie.

• Atmen Sie zuerst zum Bauch und Beckenboden hin gelöst ein. Dann während der langsamen Ausatmung die Sitzbeinknochen zusammenziehen sowie die Beckenbodenmuskeln anspannen und nach innen ziehen.

• Stellen Sie sich vor, dass der Hinterkopf nach oben in Richtung Decke schiebt.

• Die Übung 4- bis 6-mal im langsamen Atemrhythmus wiederholen.

Variation

• Während der Ausatmung und Anspannung die Knie leicht nach rechts bewegen. Beim Einatmen die Knie zur Mitte zurückführen.

• Dann die Bewegung zur anderen Seite ausführen. Wechselseitig üben.

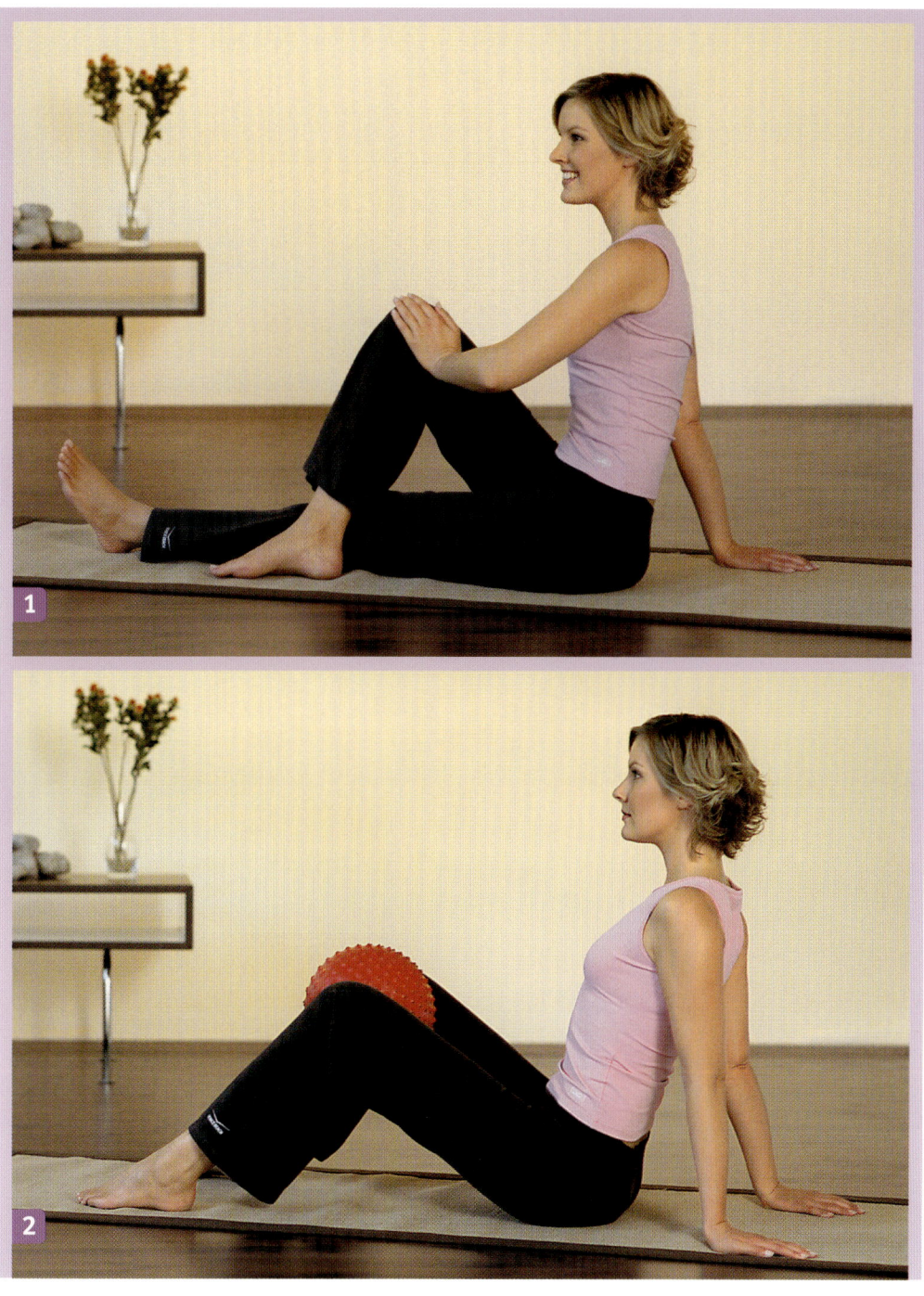

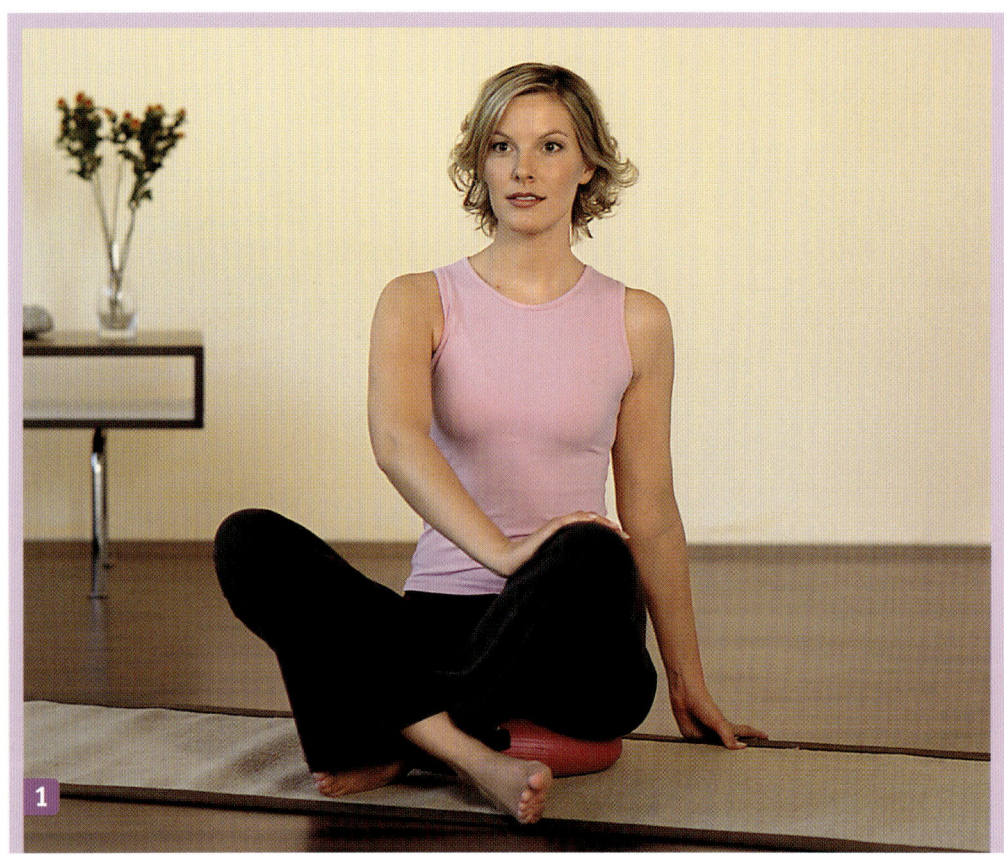

Übung 4

Setzen Sie sich ganz gerade im Schneidersitz auf ein Ballkissen. Stützen Sie die Hände leicht rechts und links neben dem Ballkissen auf.

● Die Knie nach außen sinken lassen und mit dem Becken auf dem Ballkissen hin und herschaukeln. Den Atem fließen lassen.

1 Nach einer Weile dann die rechte Hand innen an das linke Knie legen. Beim Ausatmen das Knie kräftig gegen die Hand drücken und den Beckenboden anspannen. Beim Einatmen alles wieder locker lassen und auch die Hand zurückführen.

● Danach die linke Hand an das rechte Knie legen und die Übung wiederholen.

● Beim Einatmen alles lockerlassen.

● Mit jeder Seite 2- bis 4-mal die Übung ausführen. Danach wieder locker und gelöst mit dem Becken auf dem Ballkissen hin- und herschaukeln.

Auf allen vieren

Übung 5

Bei dieser Übung im Unterarmstütz wird der Beckenboden stark entlastet.

● Begeben Sie sich auf die Knie und legen Sie die Unterarme auf den Boden. Die Ellenbogen stehen unter den Schultern, die Unterarme liegen parallel zueinander. Die Hände stehen mit der Kleinfingerseite auf. Die Daumen zeigen nach oben. Der Hinterkopf befindet sich in einer Linie mit dem Rücken. Stellen Sie die Zehen auf und atmen Sie gelöst ein.

● Dann ausatmen, die Bauch- und Beckenbodenmuskeln kräftig anspannen und die Knie ein wenig (etwa 10 Zentimeter) vom Boden anheben.

● Beim Einatmen die Knie wieder senken. Die Übung 4- bis 6-mal wiederholen.

Variation

2 Legen Sie einen Ball zwischen die Knie. Spannen Sie dann wie zuvor beschrieben den Beckenboden kräftig an und drücken Sie den Ball zusammen. Dazu heben Sie die Knie leicht an.

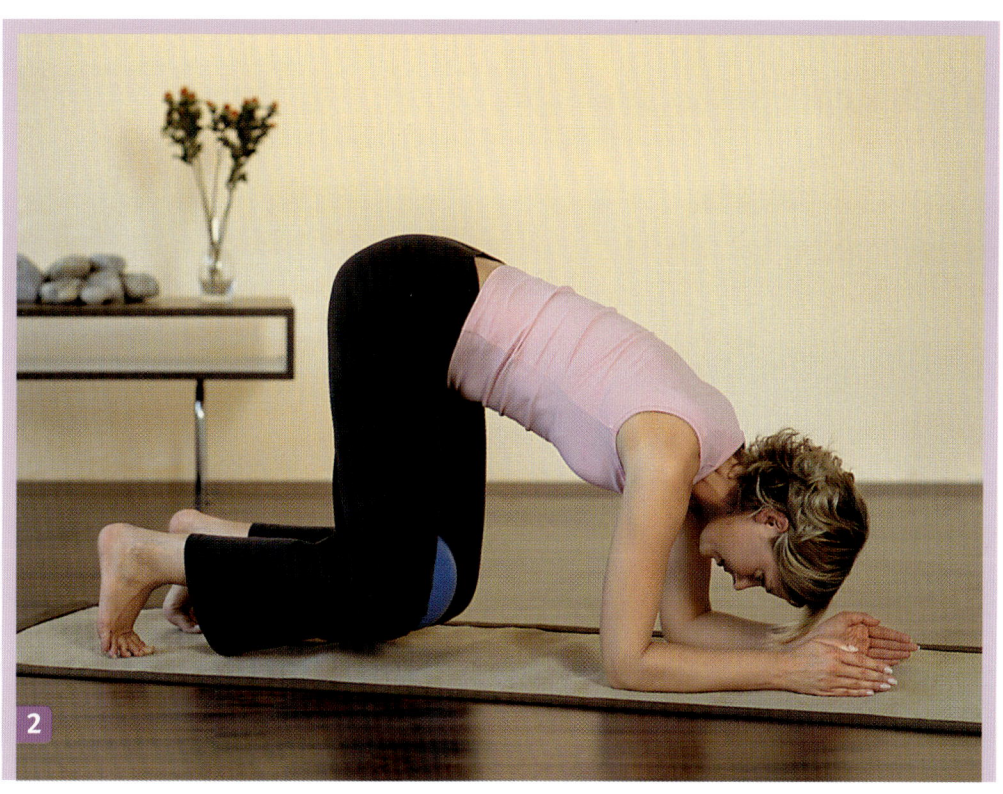

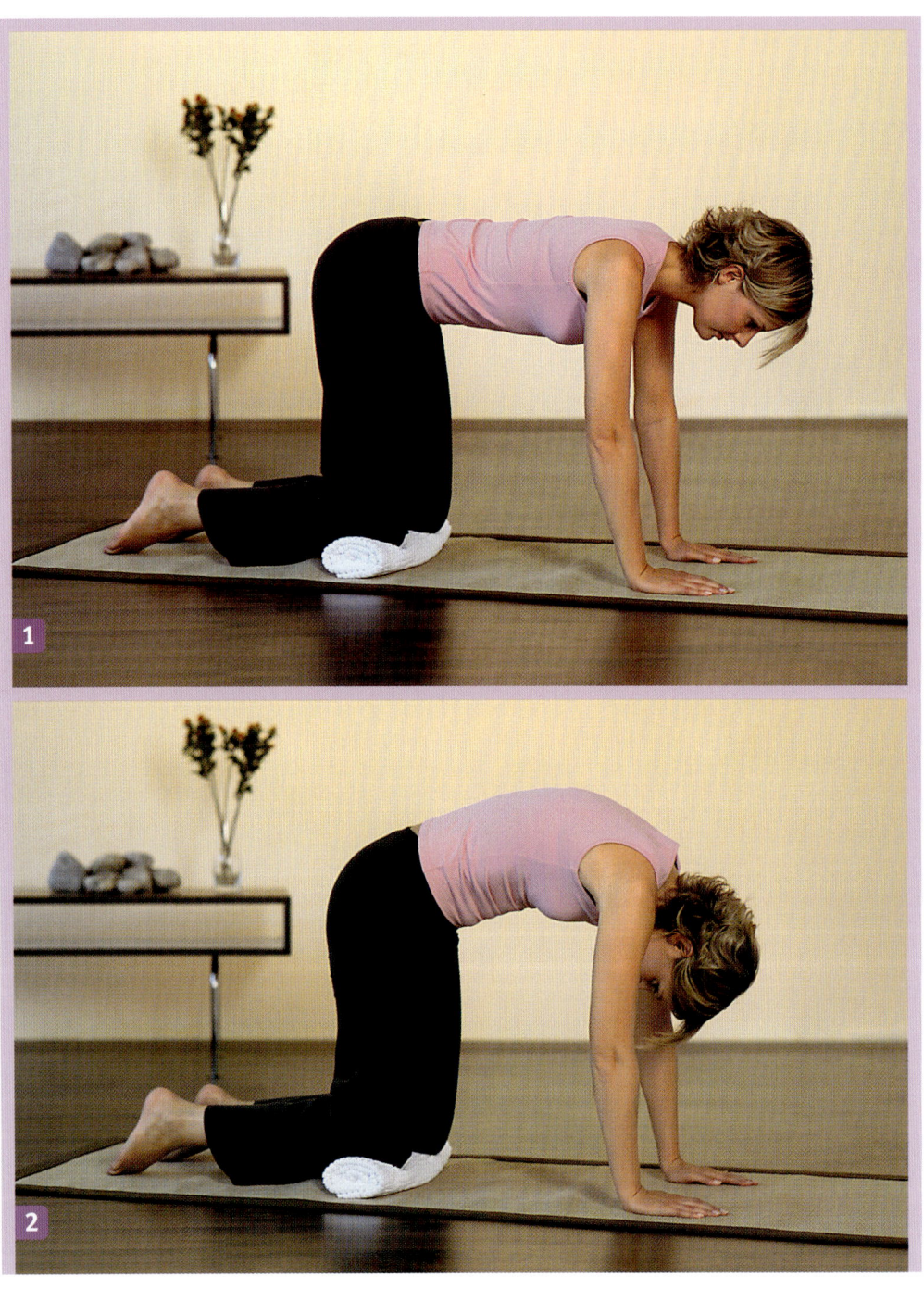

Übung 6

1 Knien Sie sich auf eine kleine zusammengerollte Decke und lassen Sie die Knie hüftbreit auseinander stehen. Stützen Sie die Hände unter den Schultern ab und lassen Sie die Fingerspitzen leicht nach innen zeigen. Der Rücken ist zuerst ganz gerade. Atmen Sie ein.

2 Ausatmen, den Rücken rund machen (Katzenbuckel), den Kopf leicht einziehen. Dabei die Bauch- und Beckenbodenmuskeln bewusst anspannen. Die Beckenbodenmuskeln Stockwerk für Stockwerk nach innen oben ziehen.

● Danach die Beckenboden- und Bauchspannung lösen, den Rücken wieder gerade halten und den Atem entspannt einströmen lassen.

Variation 1
Klemmen Sie sich dieses Mal zusätzlich einen Ball zwischen die Knie und drücken Sie ihn fest zusammen.

Variation 2
● Ausgangsposition wie bei 1. Stellen Sie nun die Zehen auf und klemmen Sie einen Redondo-Ball zwischen Ihre Knie.

3 Beim Ausatmen spannen Sie die Bauch- und die Beckenbodenmuskeln an und machen den Rücken gleichzeitig rund.

● Drücken Sie den Ball mit den Knien zusammen und heben Sie die Knie leicht an.

● Beim entspannten Absetzen der Knie atmen Sie wieder ein.

● Die Übung 4- bis 6-mal wiederholen.

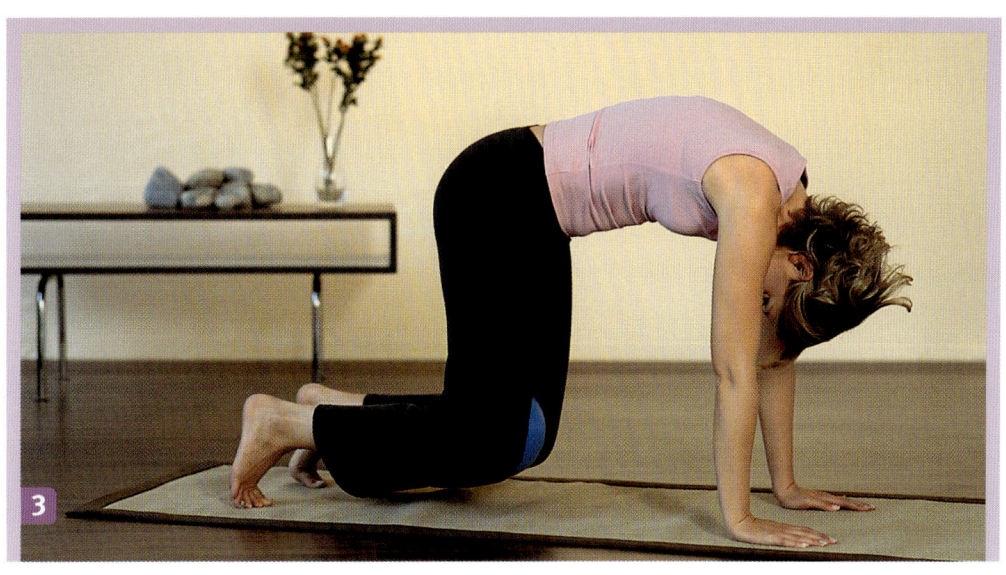

Vielseitig verwendbar – der Stuhl!

Übung 7

1 Legen Sie ein Ballkissen auf einen Stuhl und setzen Sie sich aufrecht darauf. Die Knie sind hüftbreit geöffnet und die Füße stehen mit den ganzen Sohlen auf dem Boden.

● Die Schultern hängen nicht nach vorne, sondern befinden sich über den Hüftgelenken. Die Hände liegen bequem auf den Oberschenkeln.

● Kreisen Sie zuerst einige Male mit Ihrem Becken rechts herum, anschließend links herum.

● Lassen Sie den Atem fließen und konzentrieren Sie sich nur auf den Beckenboden.

● Schaukeln Sie danach mit dem Becken einige Male auf dem Ballkissen hin und her. Konzentrieren Sie sich dabei wieder auf den Beckenboden.

Mein Rat

Sie können diese Übungen überall ausführen, wo Sie sitzen können: beispielsweise auf einem Stuhl oder einem Hocker, auf einer Bank, einem Autositz oder auch auf einem Pezzi-Ball.

● Danach das Becken gelöst und entspannt vor- und zurückschaukeln.

● Nach einer Weile bleiben Sie so, dass das Becken nach vorne gerichtet ist und Sie über dem vorderen Beckenbodenmuskel sitzen.

● Erspüren Sie diesen ganz bewusst und spannen Sie ihn dann kräftig an, als würden Sie den Harnstrahl anhalten wollen.

● Versuchen Sie, den vorderen Beckenbodenmuskel nach innen und oben zu saugen.

● Achten Sie darauf, lediglich die inneren Beckenbodenmuskeln anzuspannen, nicht die großen Gesäßmuskeln. Die Anspannung 6 bis 10 Sekunden halten.

● Danach das Becken zurück schaukeln und das Gewicht über dem hinteren Beckenbodenmuskel erspüren.

● Spannen Sie diesen jetzt kräftig an, anschließend wieder lockerlassen.

Übung 8

● Setzen Sie sich auf einen Stuhl. Wenn Sie wollen, legen Sie ein Ballkissen auf dessen Sitzfläche.

● Beugen Sie den geraden Rücken leicht nach vorne.

2 Atmen Sie zuerst gelöst ein. Dann die linke Hand nach unten gegen das Knie drücken, gleichzeitig die linke Ferse vom Boden abheben und das Knie nach oben drücken. Dabei konzentrieren Sie sich auf den Beckenbodenmuskel und spannen diesen kräftig an, als würden Sie ihn in sich hineinsaugen wollen.

● Die Spannung so lange halten, wie Sie ausatmen können. Danach Ferse und Knie

wieder senken, alles entspannen und den Atem gelöst kommen lassen.

● Anschließend die gleiche Übung mit der rechten Seite ausführen. Abwechselnd mit jeder Seite 2- bis 4-mal üben.

Variation
Beide Knie gleichzeitig gegen den Druck der Hände anheben, dabei den Beckenboden anspannen und hochziehen.

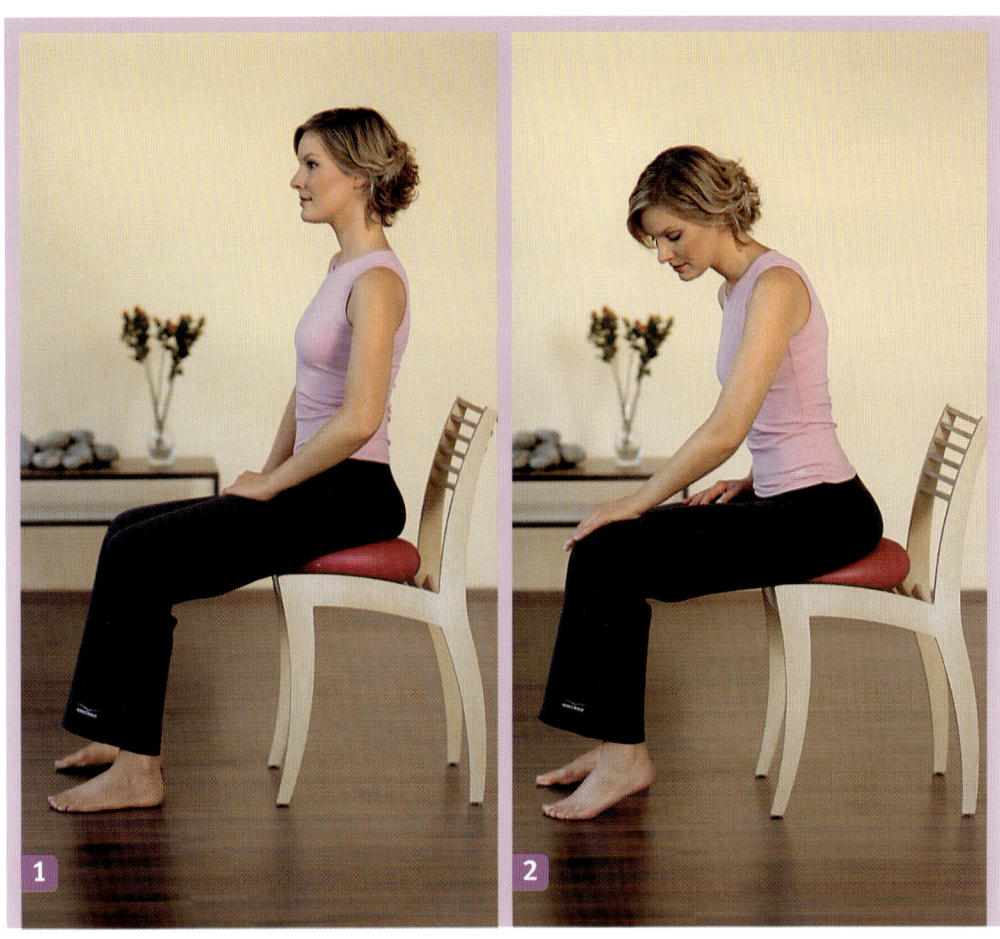

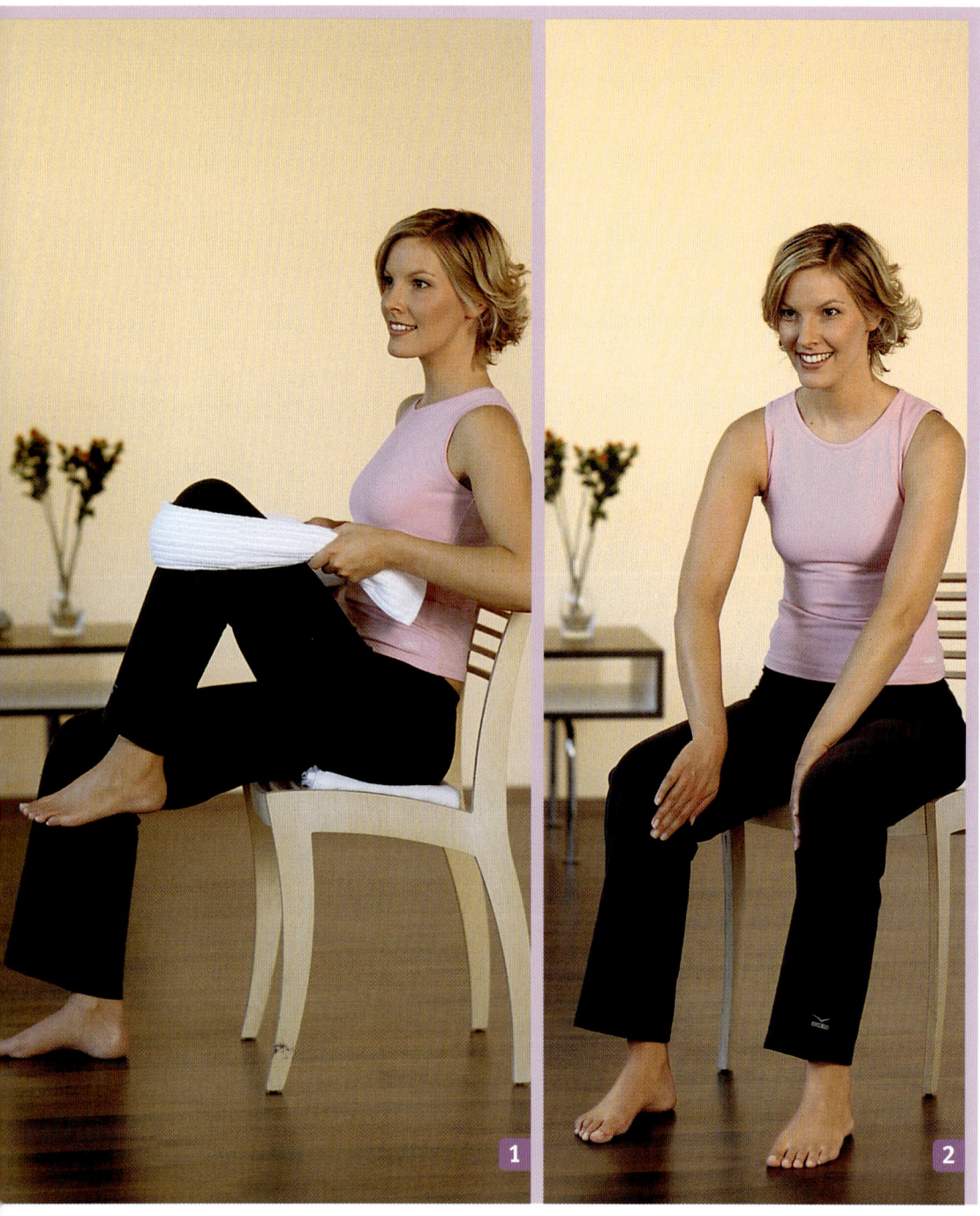

Übung 9

1 Setzen Sie sich aufrecht auf einen Hocker oder einen Stuhl und legen Sie ein Handtuch vorne um das linke Knie herum. Heben Sie das linke Bein an und ziehen Sie das Knie mit dem Handtuch nach oben. Gleichzeitig spannen Sie Ihre Beckenbodenmuskulatur an und saugen sie in sich hinein.

• Halten Sie diese Position und die Spannung im Beckenboden einige Atemzüge lang.

• Danach den Fuß absetzen und einen Moment nachspüren.

• Anschließend wiederholen Sie die Übung mit dem anderen Knie.

• Die Übung abwechselnd mit der rechten und der linken Seite ausführen, jede Seite 2- bis 4-mal.

Variation
• Wenn Sie das Knie angehoben haben und der Beckenboden angespannt ist, wippen Sie mit dem Knie in kleinen Bewegungen nach oben und unten.

• Den Atem dabei entweder gelöst fließen lassen oder während der Anspannungsphase ausatmen.

• Beim entspannten Absetzen des Beines locker einatmen.

Übung 10

2 Setzen Sie sich aufrecht auf einen Stuhl und halten Sie die Knie hüftbreit auseinander. Die Fußspitzen zeigen nach vorne. Legen Sie beide Hände an die Innenseiten der Knie.

• Atmen Sie gelöst zum Bauch und Beckenboden hinab ein und aus.

• Die Knie kräftig gegen die Hände nach innen drücken. Gleichzeitig den Beckenboden kräftig anspannen und nach innen oben saugen.

• Halten Sie diese Spannung für 6 bis 10 Sekunden und atmen Sie gelöst weiter.

• Die Muskeln entspannen und nachspüren.

Variation
Beugen Sie sich nach vorne und legen Sie die Ellenbogen auf die Oberschenkel. Die rechte Hand befindet sich an der Innenseite des linken Knies und die linke Hand an der des rechten Knies. Drücken Sie wie zuvor beschrieben mit den Knien gegen die Hände. Spannen Sie dabei den Beckenboden an.

Info

Achten Sie beim Ausführen dieser Übung unbedingt darauf, dass Sie den Atem nicht anhalten.

Bitte Platz nehmen!

Übung 11

1 Setzen Sie sich aufrecht auf das vordere Drittel eines Stuhls. Schlagen Sie die Beine übereinander, so dass sich zuerst der rechte Oberschenkel über dem linken befindet. Legen Sie beide Hände übereinander auf den rechten Oberschenkel. Den Rücken dabei unbedingt gerade halten.

● Drücken Sie dann beide Oberschenkel kräftig gegeneinander und spannen Sie die Beckenbodenmuskeln so stark wie möglich an. Ziehen Sie sie weit nach innen oben.

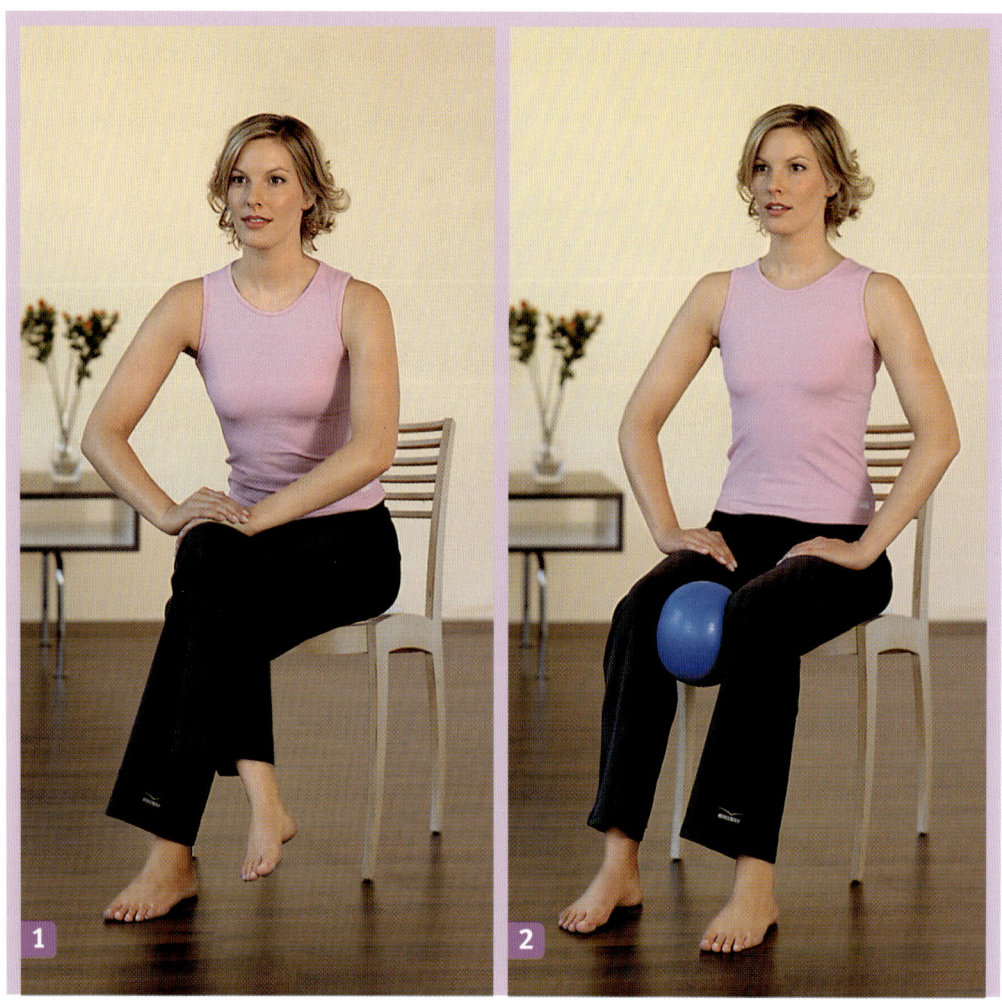

- Die Anspannung 6 bis 10 Sekunden halten. Den Atem dabei gelöst fließen lassen oder beim Anspannen ausatmen.

- Beim Entspannen einatmen.

- Wechseln Sie jedes Mal die Beinstellung, so dass sich beim zweiten Mal der linke Oberschenkel auf dem rechten befindet.

- Die Beinstellung 2- bis 4-mal wechseln.

Übung 12

2 Setzen Sie sich aufrecht auf einen Stuhl und klemmen Sie einen Redondo-Ball oder großen Noppenball zwischen die Knie. Die Hände liegen gelöst auf den Oberschenkeln.

- Achten Sie darauf, dass der Rücken während der Übung aufrecht bleibt.

- Atmen Sie durch die Nase ein und stellen Sie sich dabei vor, dass Sie zum Bauch und Beckenboden hinab einatmen. Dann langsam durch die Lippen die Luft loslassen und den Ball mit den Knien zusammendrücken. Gleichzeitig die Beckenbodenmuskeln anspannen und nach innen oben ziehen.

- Versuchen Sie, so lange wie möglich auszuatmen und die Spannung im Beckenboden so lange wie möglich zu halten.

- Die Übung 4- bis 6-mal wiederholen.

Mein Tipp

Achten Sie beim Ausführen der Übung darauf, dass der Rücken gerade ist und der Scheitel des Kopfes nach oben in Richtung Decke strebt. Das tut der gesamten Haltung sehr gut.

Variation
- Sie sitzen aufrecht auf einem Stuhl oder Hocker.

- Legen Sie einen Ball zwischen die Füße. Die Hände befinden sich an den Innenseiten der Knie.

- Beim Ausatmen den Ball mit den Füßen zusammendrücken und die Knie gegen die Hände drücken. Dabei den Beckenboden kräftig anspannen.

- Halten Sie die Spannung drei langsame bewusste Atemzüge lang. Ziehen Sie den Beckenboden nach innen und oben. Danach entspannen Sie sich und spüren der Wirkung der Übung nach.

- Nun verändern Sie die Übung leicht: Atmen Sie zuerst gelöst durch die Nase ein, dann langsam durch den Mund ausatmen. Drücken Sie dabei die Knie und Füße wie zuvor beschrieben nach innen. Mit der Ausatmung spannen Sie den Beckenboden bewusst und kräftig an und ziehen ihn nach innen und oben.

Übung 13

1 Setzen Sie sich aufrecht auf einen Stuhl und nehmen Sie ein Thera-Band in beide Hände. Ziehen Sie das linke Knie etwas hoch und legen Sie das Thera-Band um das Knie. Halten Sie es mit beiden Händen etwa vor dem Bauch fest.

● Atmen Sie in dieser Position aus und spannen Sie den Beckenboden kräftig an. Beim Einatmen das Bein wieder abstellen und den Atem in die Tiefe zum Bauch und Beckenboden hin fließen lassen.

● Die Übung 2- bis 4-mal wiederholen. Dann mit dem rechten Bein üben.

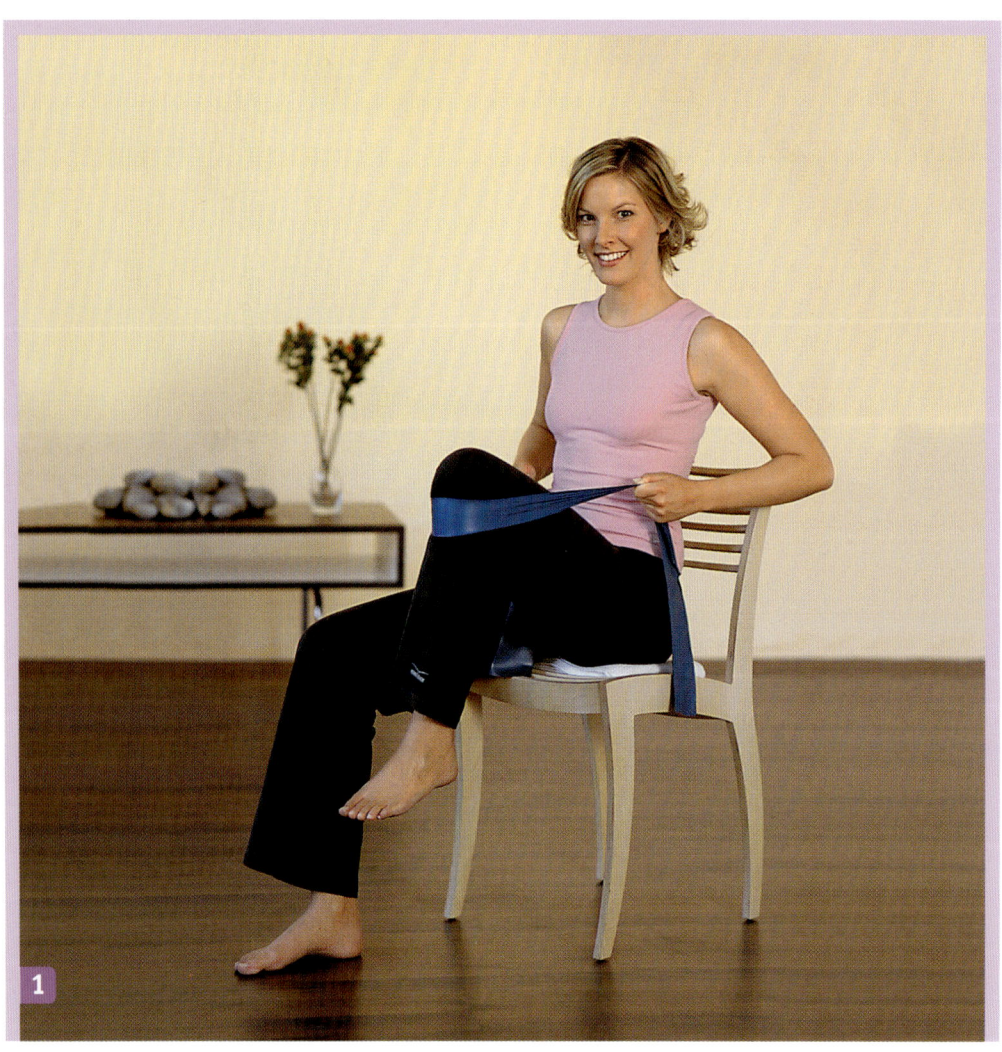

Variation 1

● Das Thera-Band mit beiden Händen halten, um die linke Fußsohle legen. Das Knie in Richtung Bauch ziehen. Ausatmen und den Beckenboden anspannen.

2 Einatmend das Bein gegen das Band nach vorne strecken.

Variation 2

● Stellen Sie einen Hocker vor sich und legen Sie eine Ferse auf den Hocker.

● Das Thera-Band wieder um die Fußsohle legen. Dann die Ferse auf den Hocker drücken und die Beckenbodenmuskeln kräftig anspannen.

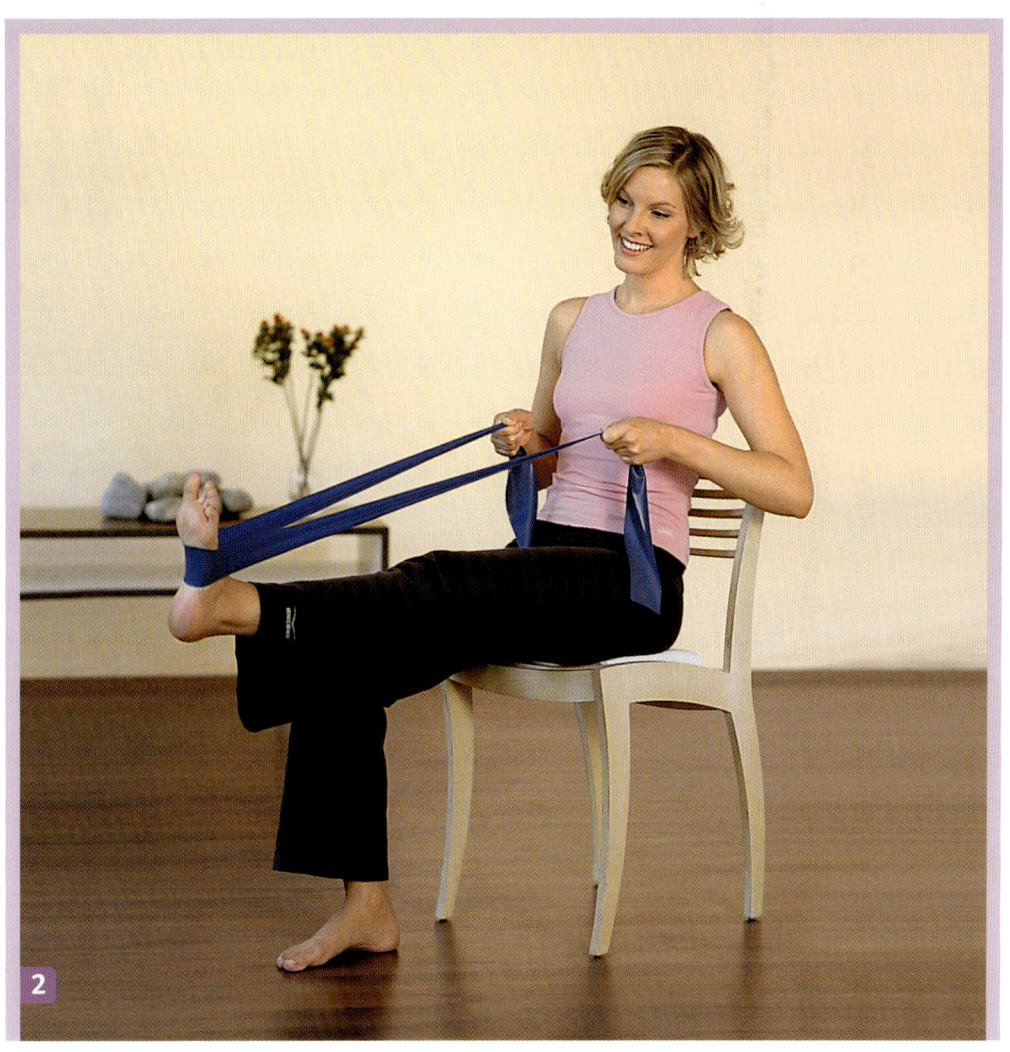

Die Top-Übungen im Stehen

Aktiv im Alltag

Integrieren Sie die aktiven Beckenbodenübungen auch in den Alltag. Sie werden in diesem Kapitel sehen, dass es genügend Möglichkeiten gibt, den Beckenboden so ganz nebenbei zu kräftigen, sogar im Büro oder an der Bushaltestelle ist das möglich.

Natürlich können Sie den Beckenboden auch beim Telefonieren oder beim Arbeiten in der Küche wie dem Schälen von Kartoffeln trainieren. Spannen Sie einfach zwischendurch Ihren Beckenboden einige

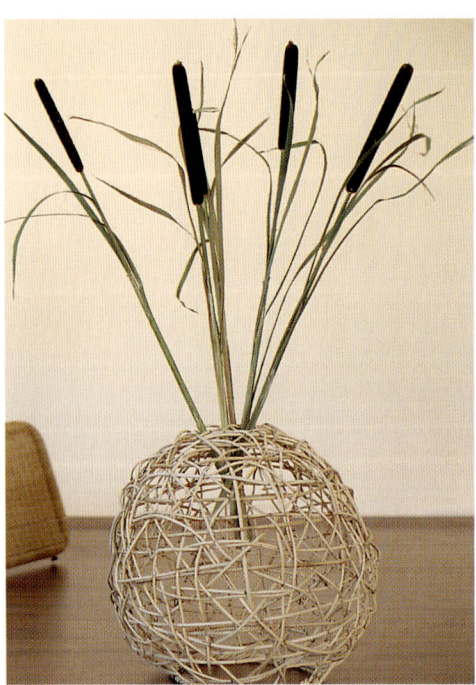

Auch der Alltag bietet gute Möglichkeiten für Beckenbodenübungen: Genießen Sie dabei das neue, positive Lebensgefühl.

Sekunden lang an und entspannen Sie ihn dann wieder. Es gibt wirklich viele Gelegenheiten dafür. Nutzen Sie diese!

Schnell Erfolge erzielen

Wenn wir gehen und stehen, können wir so ganz nebenbei eine Beckenbodenübung ausführen. Und das ist auch wünschenswert, denn je mehr wir die Beckenbodenübungen in den Alltag integrieren, umso besser ist es, umso schneller werden wir Erfolge erzielen. Wenn Sie sich erst einmal daran gewöhnt haben regelmäßig aktiv zu werden, fällt Ihnen das Üben bestimmt leicht und macht Spaß.

Hilfsmittel

Manchmal können kleine Hilfsmittel die Übung intensiver oder leichter machen. Ein Ballkissen, auf dem man steht, bewirkt immer eine intensivere Muskelanspannung. Eine Stuhllehne, eine Wand oder ein Schrank kann zum Festhalten oder Halten des Gleichgewichts dienen.

Für zwischendurch

Übung 1

Das Ausführen dieser Übung ist überall möglich, ob zwischendurch beim Spazierengehen oder im Büro.

Um das Gleichgewicht leichter zu halten, können Sie sich bei dieser Übung an einer Stuhllehne oder Wand festhalten.

1 Stellen Sie sich gerade hin. Halten Sie den Rücken aufrecht und den Kopf in der Verlängerung der Wirbelsäule.

● Beide Beine und Fußgelenke überkreuzen. In dieser Haltung fällt es leichter, den Beckenboden kräftig anzuspannen.

● Atmen Sie ganz gelöst zum Bauch und Beckenboden hin ein. Danach langsam ausatmen und dabei die Beckenbodenmuskeln kräftig anspannen und hochziehen.

● So lange wie möglich ausatmen und dabei die Spannung halten. Das Anspannen 2- bis 4-mal wiederholen.

● Lockern und schütteln Sie dann zuerst die Beine etwas aus.

● Danach die Beine und Füße anders herum überkreuzen und die Übung wiederholen.

Variation
● Gleiche Ausführung wie oben, aber ohne Unterstützung des Stuhls.

● Überkreuzen Sie wieder die Füße. Legen Sie die Fingerspitzen einer Hand oben an das Schambein und die der andern Hand an das Steißbein.

● Spannen Sie den Beckenboden an und stellen Sie sich vor, dass er sich von einer Hand zur anderen erstreckt. Versuchen Sie, ihn in Ihrem Körper hochzuziehen.

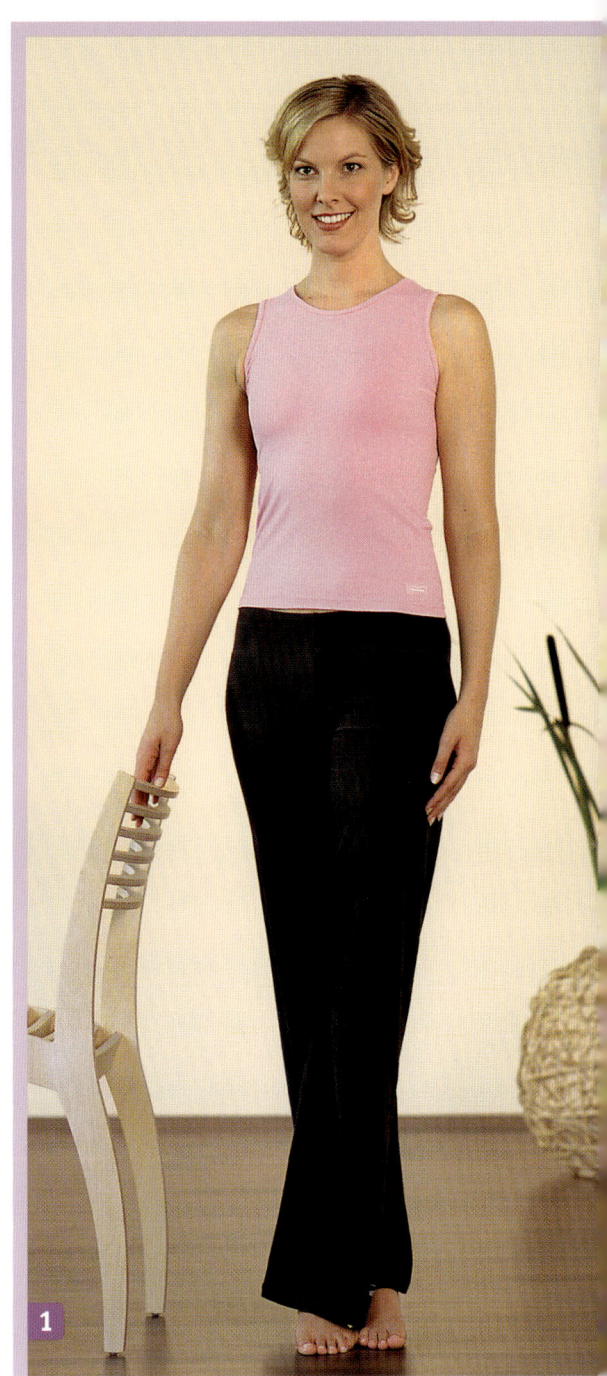

Mit Stuhl und Wand

Übung 2

1 Sie stehen aufrecht und halten sich mit den Händen an einem Stuhl oder an einer geöffneten Tür fest.

- Ziehen Sie nun Ihre rechte Beckenhälfte und das rechte Bein nach oben in Richtung Rippen. Dabei heben Sie die rechte Ferse vom Boden ab.

- Spannen Sie den Beckenboden kräftig an und ziehen Sie ihn nach oben innen. In dieser Position wird die rechte Beckenbodenhälfte mehr angespannt.

- Die Spannung 6 bis 10 Sekunden anhalten und den Atem fließen lassen oder einfach so lange wie möglich ausatmen.

- Danach das Bein und die Ferse senken und gelöst weiteratmen.

- Anschließend mit der anderen Seite üben.

Mein Rat

Das Ballkissen eignet sich sehr gut für Beckenbodenübungen. Gerade beim Gehen und Bewegen auf ihm werden die tiefen Muskeln besonders angesprochen.

- Achten Sie darauf, dass der Oberkörper und die Schultern bei dieser Übung immer ruhig bleiben.

- Die Übung mit jeder Seite 2- bis 4-mal durchführen.

Übung 3

2 Stellen Sie sich auf ein luftgepolstertes Ballkissen.

- Am Anfang ist es empfehlenswert, dass Sie sich hinter eine Stuhllehne oder vor eine Wand stellen. Bei Gleichgewichtsproblemen können Sie sich dann leicht daran festhalten.

- Spannen Sie beim Ausatmen die Beckenbodenmusulatur kräftig an und gehen Sie gleichzeitig auf dem Ballkissen auf der Stelle.

- Beim Einatmen lösen Sie die Beckenbodenspannung wieder, gehen aber weiterhin auf dem Ballkissen.

- Gehen Sie 1 bis 3 Minuten auf dem Ballkissen und beachten Sie dabei bitte Folgendes: Beim Ausatmen den Beckenboden anspannen, beim Einatmen die Spannung lösen.

- Da diese Übung – nicht nur für Anfänger – relativ anstrengend ist, können Sie zwischendurch ruhig einmal eine kurze Pause einlegen.

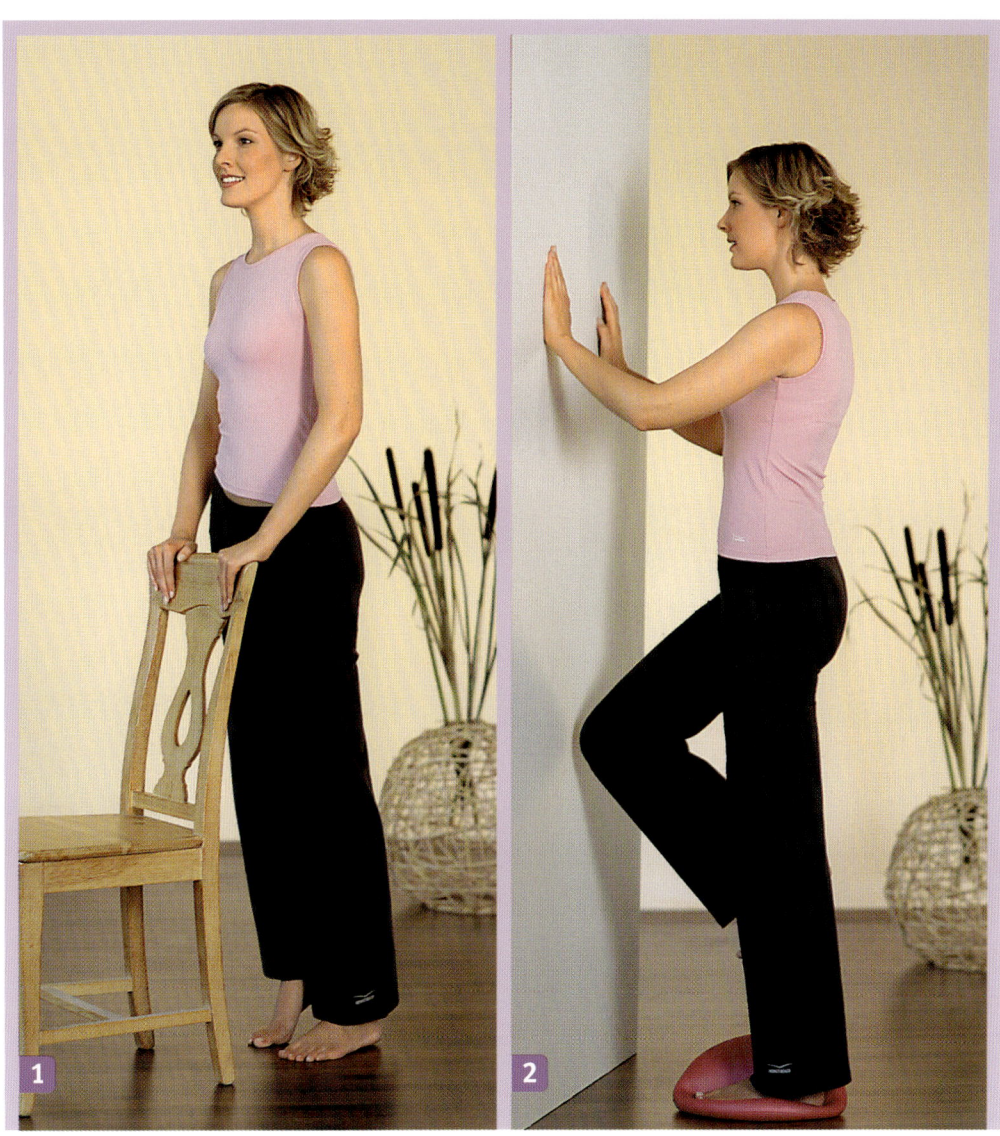

● Steigen Sie ab und zu von Ihrem Ballkissen herunter und stellen Sie sich wieder auf den Boden.

● In dieser kurzen Zeit sind alle Muskeln, auch die des Beckenbodens, gelöst.

● Die Beine können Sie währenddessen leicht ausschütteln.

● Falls Sie kein Ballkissen besitzen, können Sie diese Übung auch auf dem Boden ausführen.

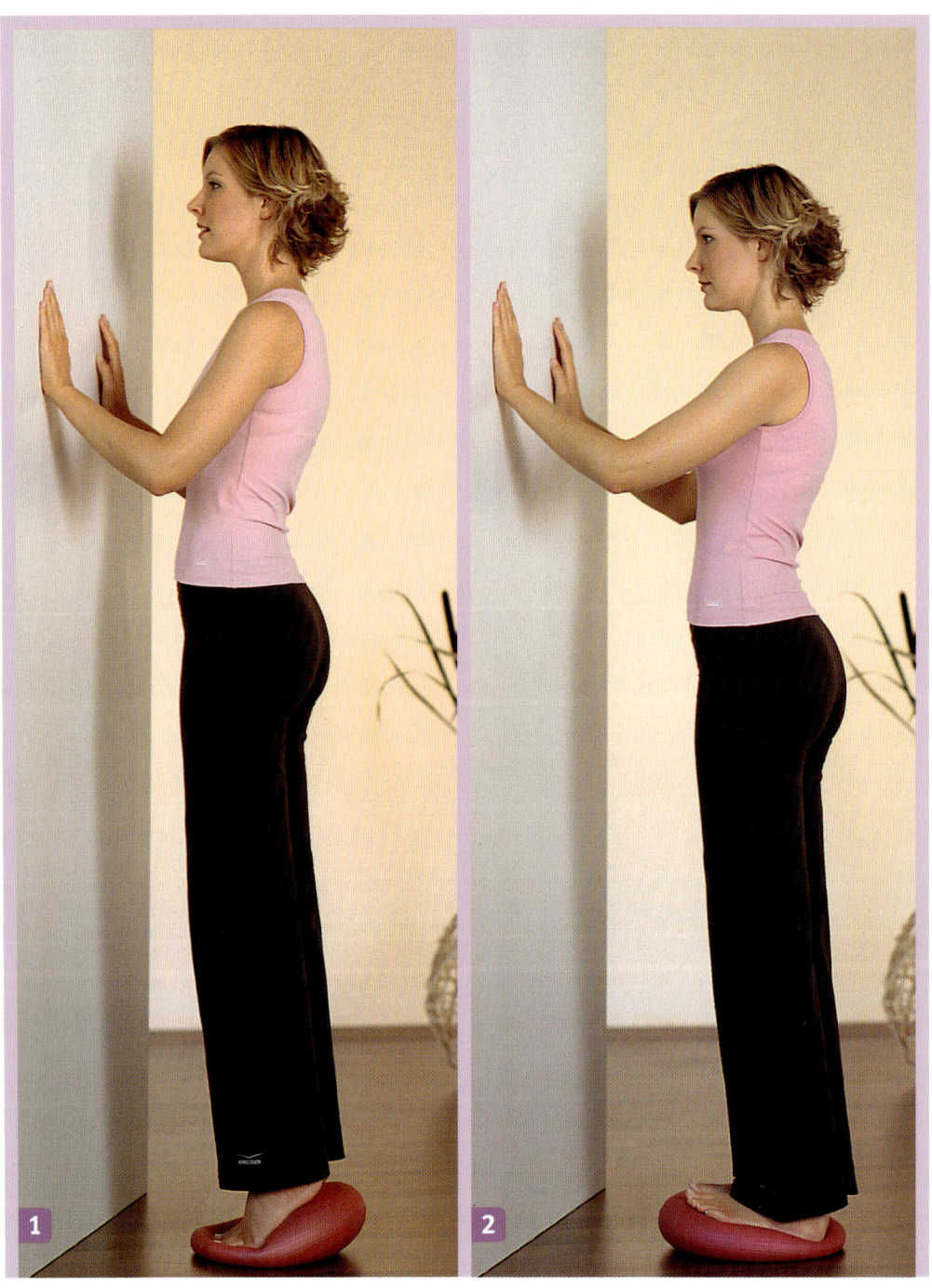

Übung 4

● Nehmen Sie die gleiche Ausgangsstellung ein wie bei Übung 3 auf Seite 114 beschrieben.

● Wenn Sie wollen, stützen Sie sich wieder an einer (hohen) Stuhllehne oder an der Wand ab.

● Schaukeln Sie zuerst ein wenig aus den Fußgelenken heraus auf dem Ballkissen auf die Zehenspitzen und auf die Fersen, vor und zurück, bis Sie mit dieser Bewegung vertraut sind.

1 Heben Sie sich dann auf dem Ballkissen in den Zehenstand und atmen Sie dabei ein.

2 Danach die Fersen senken und vorne die Zehen hochziehen. Dabei ausatmen und den Beckenboden kräftig anspannen und in sich hochziehen.

● Verharren Sie in dieser Position so lange, wie Sie ausatmen können. Der Beckenboden bleibt dabei angespannt.

● Führen Sie diesen Übungsablauf 4- bis 6-mal aus.

● Anschließend die Beine und Füße gut auslockern.

Falls Sie kein Ballkissen zur Hand haben, können Sie die Übung auch auf dem Boden ausführen.

Variation 1

● Im fließenden Wechsel auf dem Ballkissen stehend das Gewicht vorne auf die Zehen und hinten auf die Fersen verlagern. Den Atem dabei ruhig fließen lassen.

● Spannen Sie währenddessen Ihre Beckenbodenmuskulatur 5 bis 10 Sekunden, später dann 10 bis 20 Sekunden lang an, und lassen Sie anschließend wieder locker.

● Die Bewegung auf dem Ballkissen geht ständig weiter, so lange Sie wollen bzw. so lange sie Ihnen angenehm ist.

Wichtig ist bei dieser Übung der Wechsel zwischen Anspannen und Entspannen.

Variation 2

Sie »gehen« auf dem Ballkissen.

● Beugen Sie die Ellenbogen an, so dass die Unterarme parallel zum Boden gehalten werden.

● Nun »walken« Sie auf dem Ballkissen: Wenn der rechte Unterarm nach vorne geht, heben Sie das linke Knie an und umgekehrt. Die Bewegung erfolgt im fließenden Wechsel.

● Während des Walkings den Beckenboden 5 bis 10, später 10 bis 20 Sekunden lang anspannen, dann wieder locker lassen.

● Wichtig: Den Atem immer gelöst weiter fließen lassen.

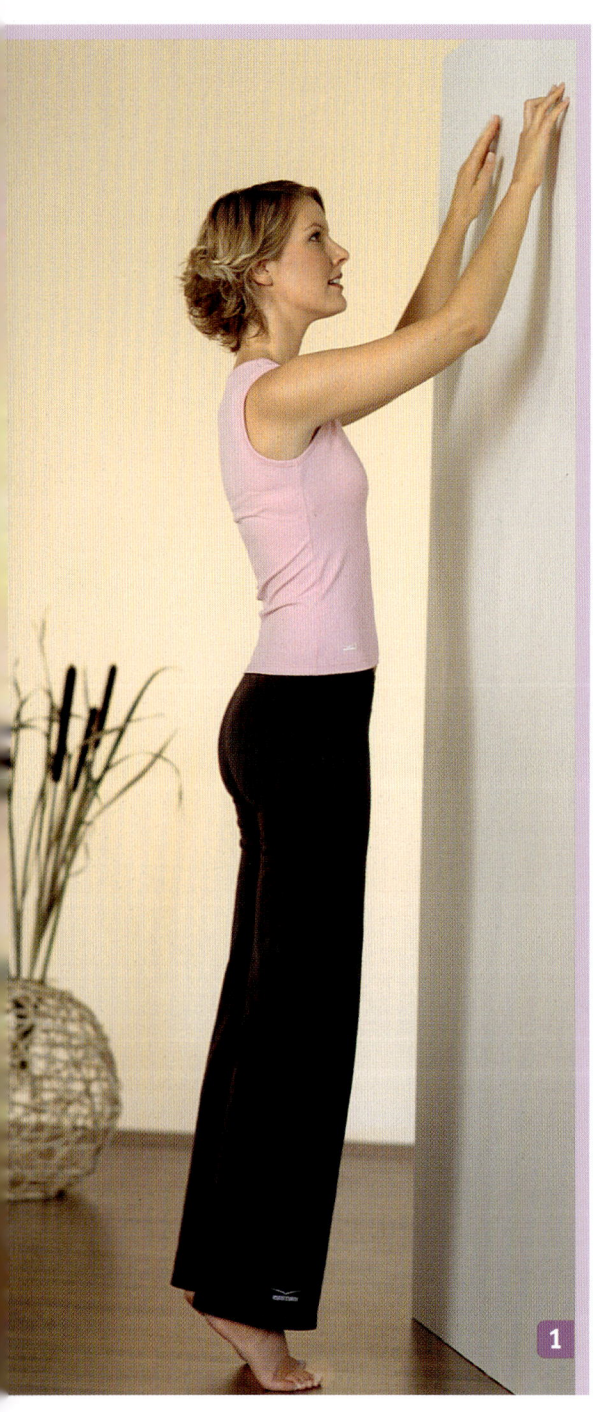

1

Noch mehr Abwechslung!

Übung 5

• Stellen Sie sich aufrecht vor eine Wand und legen Sie die Hände etwa in Schulterhöhe an die Wand. Der Blick ist geradeaus gerichtet.

1 Gehen Sie in den Zehenstand und »krabbeln« Sie mit den Händen an der Wand nach oben, bis die Arme gestreckt sind. Atmen Sie dabei langsam ein.

• Beim Ausatmen lassen Sie die Hände nach unten »krabbeln«. Gleichzeitig beugen Sie die Knie ein wenig und spannen den Beckenboden kräftig an.

• Zum Schluss ausatmend mit den Knien in ganz kleinen Bewegungen nachwippen.

• Der Rücken bleibt dabei gerade und aufrecht, die Beckenbodenmuskulatur ist angespannt.

• Beim Einatmen die Knie wieder strecken und die Arme an der Wand nach oben schieben.

• Die Übung 4- bis 6-mal wiederholen. Der Oberkörper bleibt während der Ein- und Ausatemphase aufrecht.

Variation
Stellen Sie sich auf ein Ballkissen, das vor einer Wand liegt, und führen Sie die Übung wie zuvor beschrieben aus.

Übung 6

● Stellen Sie sich in einer leichten Schrittstellung auf den Boden und legen Sie das Mittelteil eines langen Thera-Bands unter den vorderen rechten Fuß.

2 Die Thera-Band-Enden halten Sie mit beiden Händen von außen fest, so dass die Handgelenke nicht abknicken. Das rechte Knie etwa bis Bauchhöhe anheben.

3 Nun den rechten Fuß gegen den Widerstand des Bandes nach hinten wegdrücken, so dass das rechte Bein nach hinten ge-

streckt wird. Den Vorfuß können Sie aufstellen, die Ferse bleibt etwas angehoben.

● Bleiben Sie einige Atemzüge lang in dieser Position und spannen Sie dabei den Beckenboden kräftig an. Dann die Beckenbodenspannung lösen und das Knie wieder vorne hochziehen. Das Bein zurückstrecken und den Beckenboden anspannen.

● Die Übung 2- bis 4-mal wiederholen.

● Anschließend die Übung mit dem anderen Bein ausführen.

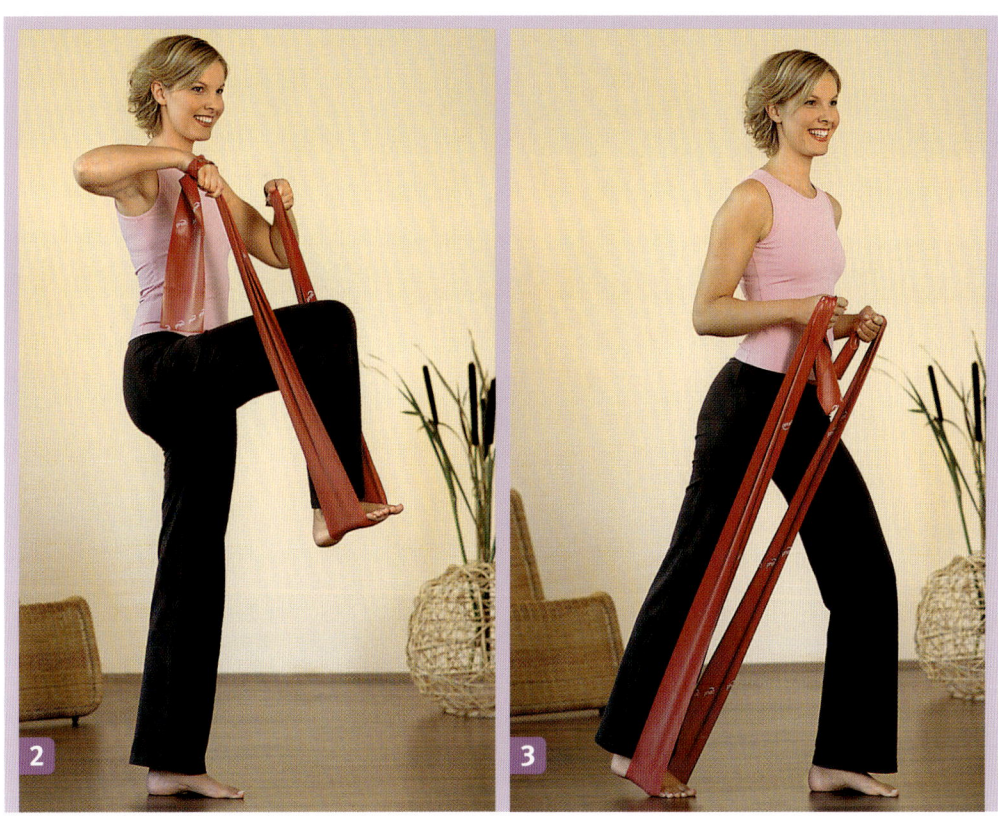

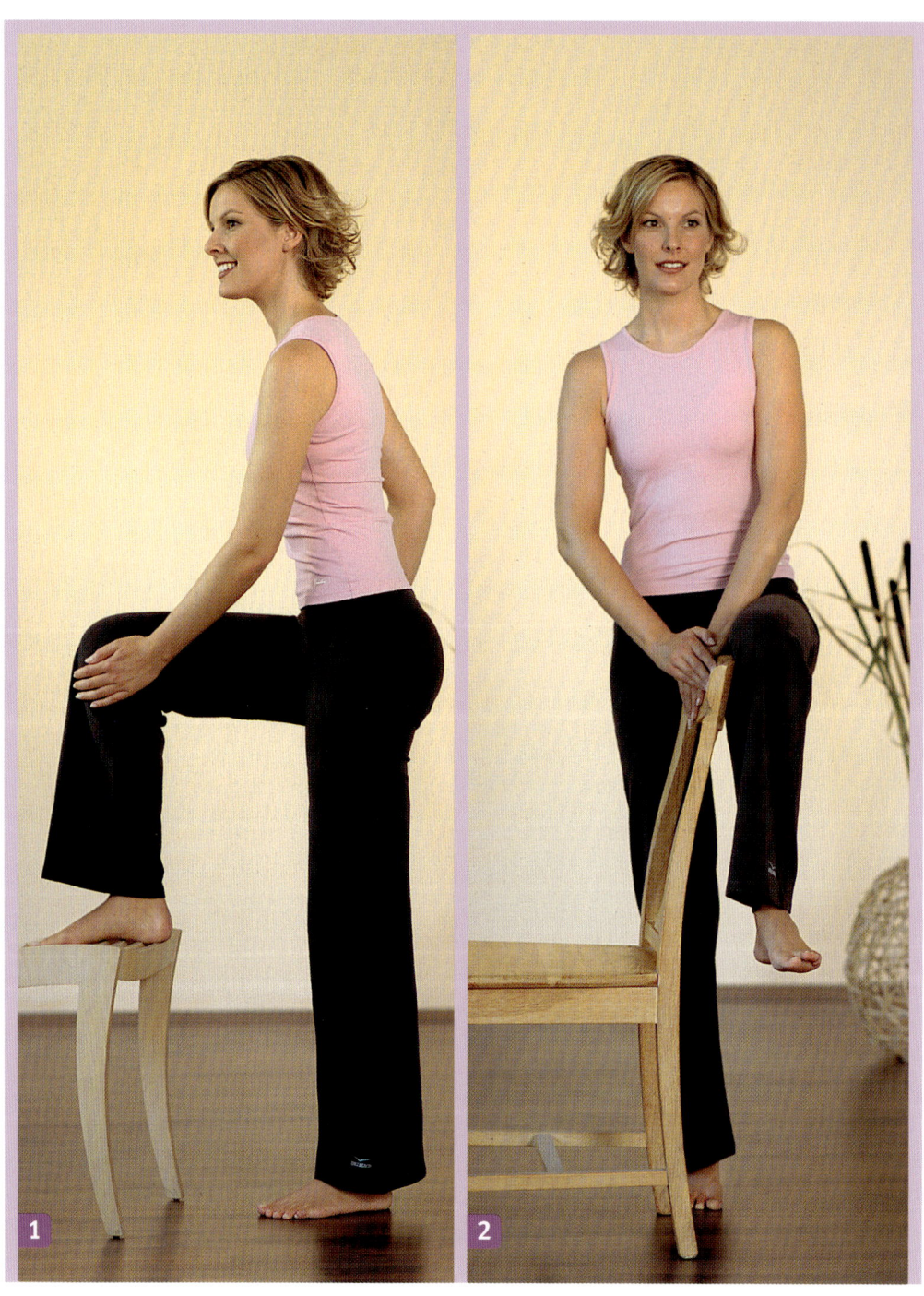

Besser stehen mit einem Stuhl

Übung 7

● Stellen Sie den rechten Fuß auf die Sitzfläche eines Stuhles, auf eine Bank oder – wenn Sie im Wald unterwegs sind – auf einen Baumstamm. Der Oberkörper ist ganz aufrecht und der Scheitel Ihres Kopfes schiebt in Richtung Decke bzw. zum Himmel hinauf.

1 Lassen Sie Ihren rechten Arm an der Seite locker herabhängen und legen Sie die linke Hand an die Innenseite Ihres rechten Knies.

● Drücken Sie nun kräftig mit dem Knie gegen die Hand, die einen festen Widerstand gibt. Gleichzeitig den Beckenbodenmuskel so stark wie möglich anspannen und nach innen oben saugen.

● Halten Sie einige Atemzüge lang die Beckenbodenspannung.

● Die Spannung lösen und das Bein entspannt auf den Boden stellen.

● Anschließend führen Sie die gleiche Übung mit dem anderen Bein und der anderen Hand aus.

Variation

● Nehmen Sie wieder die gleiche Haltung ein, wie oben unter Abbildung 1 beschrieben. Atmen Sie entspannt ein.

● Beim Ausatmen spannen Sie Ihre Beckenbodenmuskulatur kräftig an und saugen sie nach innen oben.

● Die Spannung so stark wie möglich aufbauen und den Atem dabei langsam ausströmen lassen.

Übung 8

2 Stellen Sie sich frontal vor eine geöffnete Tür oder üben Sie an einem Stuhl, an dessen Lehne Sie sich mit beiden Händen festhalten. Die Füße sind etwa hüftbreit geöffnet.

● Verteilen Sie das Gewicht gleichmäßig auf beide Füße.

● Heben Sie das linke Knie etwas an und legen Sie es an die Tür oder an die Stuhllehne.

● Drücken Sie mit dem Knie kräftig gegen den Stuhl. Spannen Sie gleichzeitig den Beckenboden fest an.

● Atmen Sie beim Anspannen aus oder lassen Sie den Atem einfach ganz gelöst fließen, auf keinen Fall den Atem anhalten.

● Danach das Bein locker abstellen und die Übung mit dem anderen Knie gegengleich ausführen.

● Wechseln Sie jedes Mal das Bein. Mit jedem Bein 2- bis 4-mal üben.

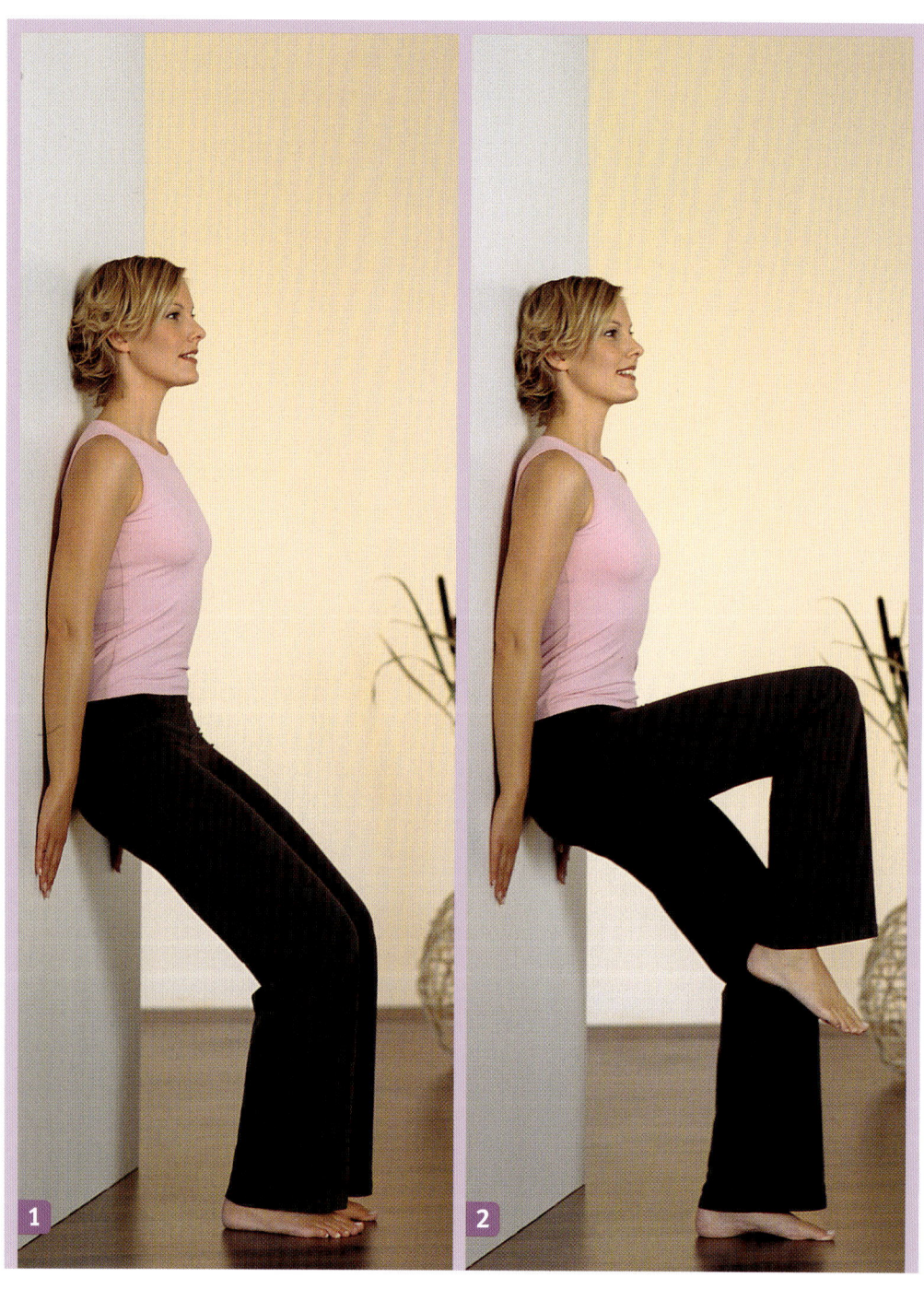

Übung 9

- Stellen Sie sich mit dem Rücken vor eine Wand oder eine Tür. Wenn Sie sich in der freien Natur befinden, können Sie sich auch an einen Baum oder eine Hauswand stellen.

1 Die Füße stehen einen Schritt weit von der Wand weg. Beugen Sie die Knie. Die Unterschenkel zeigen senkrecht nach unten zum Boden und die Füße stehen unter den Knien (nicht weiter hinten). Die Füße zeigen nach vorne.

- Achten Sie auf einen geraden Rücken und eine aufrechte Kopfhaltung.

- Atmen Sie zum Bauch und Beckenboden hinab ein.

- Langsam ausatmen und dabei den Rücken gegen die Wand drücken sowie den Beckenboden kräftig anspannen und nach innen oben ziehen.

- So lange wie möglich durch den Mund ausatmen und dabei die Muskelspannung halten.

- Die Anspannung 4- bis 6-mal wiederholen, danach die Beine auslockern.

Variation 1

Während der Anspannungsphase die Fersen in den Boden drücken und die Zehen vorne hochziehen. Dadurch wird die Übung noch intensiver.

Variation 2

- Stellen Sie sich wieder mit dem Rücken an eine Wand oder einen Baum.

2 Drücken Sie beim Ausatmen das Kreuz und die Arme nach hinten gegen die Wand. Ziehen Sie das rechte Knie nach oben und spannen Sie dabei die Beckenbodenmuskulatur kräftig an. Ziehen Sie den Beckenboden nach innen oben.

- Die Spannung so lange halten, wie Sie ausatmen können. Danach das Bein abstellen, gelöst einatmen und kurz entspannen.

- Dann mit der anderen Seite üben.

- Jede Seite 2- bis 4-mal.

Variation 3

- Wie oben, jedoch das rechte Knie hochziehen und die linke Hand gegen die Innenseite des rechten Knies drücken.

- Im Wechsel mit der anderen Seite üben.

Variation 4

- Stellen Sie sich wie zuvor beschrieben mit dem Rücken vor eine Wand. Legen Sie einen Redondo-Ball oder großen Noppenball zwischen die Knie.

- Drücken Sie das Kreuz gegen die Wand und die Arme nach hinten. Pressen Sie den Ball mit den Knien fest zusammen. Gleichzeitig den Beckenboden kräftig anspannen und nach oben ziehen.

Übung 10

1 Stellen Sie sich mit dem Rücken vor eine Wand. Die Füße stehen einen Schritt von der Wand entfernt. Legen Sie einen großen Noppenball oder Redondo-Ball zwischen unteres Kreuz und Wand.

● Zur Lockerung kreisen Sie mit dem Becken über den Ball: einige Male rechts herum, dann links herum.

● Danach die Knie beugen und strecken, so dass das Kreuz von dem Ball angenehm massiert wird. Genießen Sie diese wunderbare Rückenmassage. Nach einer Weile beim Strecken der Knie einatmen.

● Beim Beugen der Knie ausatmen und dabei den Beckenboden kräftig anspannen und hochziehen. Spannung so lange halten, wie Sie ausatmen können.Beine wieder strecken und gelöst einatmen.

● Die Übung 4- bis 6-mal wiederholen.

Variation 1
● Die Knie beugen und den Beckenboden dabei anspannen und nach innen ziehen. Gleichzeitig die rechte Ferse in den Boden drücken. Spüren Sie, wie dadurch die Anspannung im Beckenboden verstärkt wird? Die Spannung 6 bis 10 Sekunden lang halten, dann entspannen und die Beine strecken.

● Im Wechsel mit dem anderen Bein üben.

Variation 2
● Stellen Sie sich wieder mit dem Rücken zur Wand und legen Sie den Noppenball zwischen Kreuz und Wand.

● Strecken Sie dann das rechte Bein nach vorne und stellen Sie die Ferse auf.

● Drücken Sie beim Ausatmen die Ferse in den Boden und spannen Sie den Beckenboden kräftig an.

● Beim Einatmen das Bein zurückstellen.

● Danach die Übung mit dem anderen Bein ausführen.

● Mit jedem Bein 2- bis 4-mal üben.

Variation 3
● Stellen Sie sich wie zuvor beschrieben an eine Wand und legen Sie den Ball zwischen die Wand und Ihr Kreuz.

● Ziehen Sie beim Ausatmen das rechte Knie nach oben in Richtung Bauch und halten Sie es mit beiden Händen fest. Spannen Sie dabei den Beckenboden kräftig an und ziehen Sie ihn nach innen oben.

● Beim Einatmen das Bein wieder abstellen und kurz entspannen.

● Dann das andere Knie hochziehen.

● Die Übung mit jedem Knie 2- bis 4-mal ausführen.

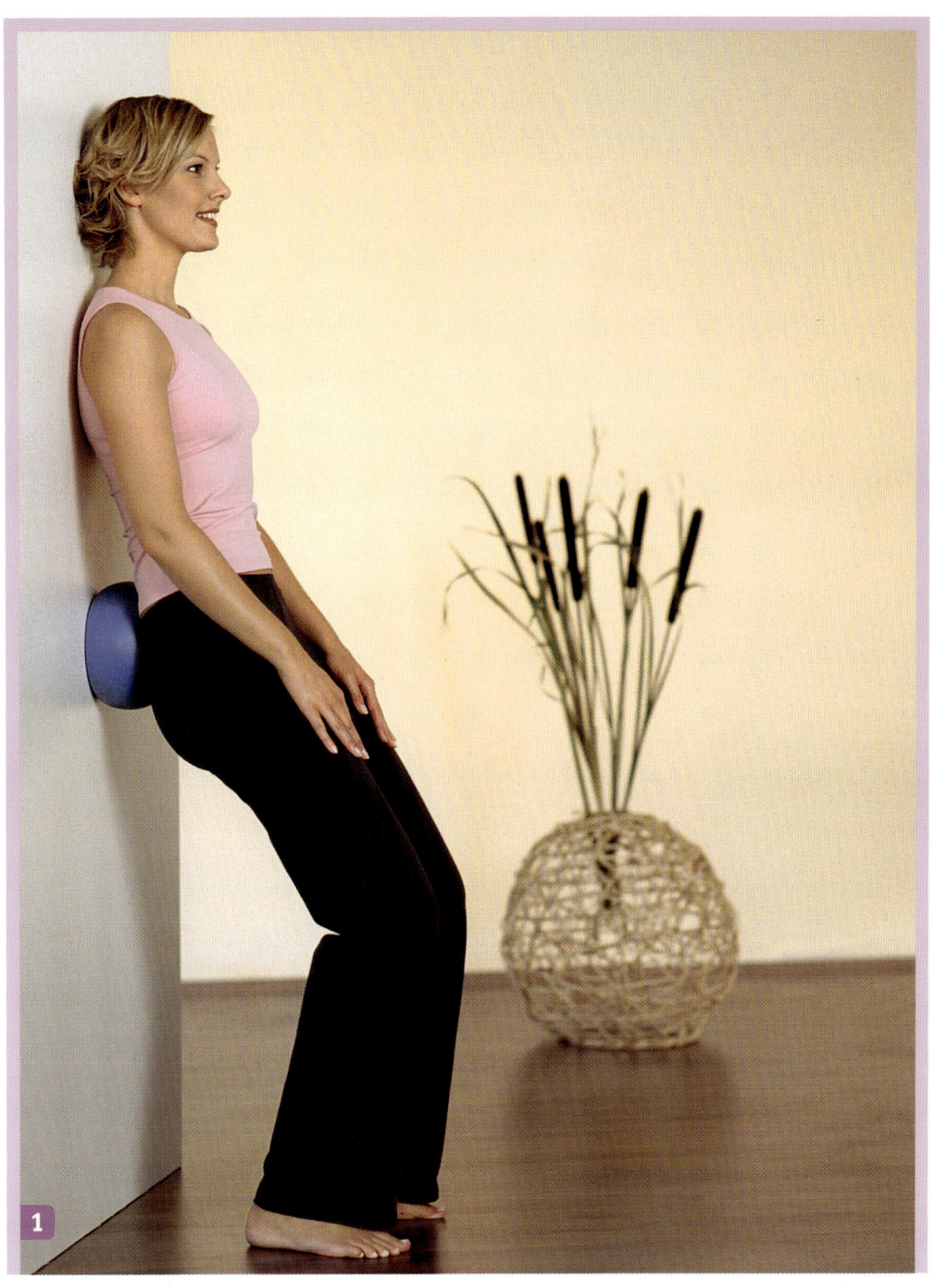

Stichwortverzeichnis

Afterschließmuskel 32, 33
Anatomie 26
Atem 43
Atmung 10, 43

Bauchmuskulatur 40
Beckenbalance 30
Beckenbodenmuskel 6, 22, 26, 31, 51
Beckenbodenmuskulatur, äußere 32
Beckenbodenmuskulatur, innere 37
Beckenbodenmuskulatur, mittlere 35
Bindegewebe 11
Blase 17, 23
Blasenschließmuskel 17, 23, 32, 35
Blasensenkung 16

Damm-Muskel 35
Dranginkontinenz 18
Druckbelastungen 11
Dynair-Ballkissen 51

Energiefluss 43
Energienetz 13
Energiequelle 13
Energiezentren 13
Erektion 20, 33
Erektionsstörungen 19, 20
Fehlhaltungen 6

G-Punkt 14
Gebärmutter 17, 37
Gebärmuttersenkung 16
Geburt 6, 11, 16, 35

Haltung 10, 40, 41, 42
Harninkontinenz 16
Hohlkreuz 40

Hohlrundrücken 40
Hormone 23
Hormonumstellung 11, 23

Impotenz 6
Inkontinenz 6, 10
Inkontinenzprobleme 11, 17

Kraftzentrum 13
Kreuzbein 27
Kreuzbein-Darmbein-Gelenk 27
Kreuzschmerzen 11

Lebensfreude 13
Levatorschlitz 39
Liebesmuskel 39
Lustmuskel 10

Musculus puborectalis 39
Muskelhaltekreuz 32
Muskelplatte 37
Muskelschichten 7

Niesen 10
Noppenball 52

Operationen 7, 17
Orgasmus 14
Östrogene 11
Östrogenspiegel 23

PC-Muskel 14, 32, 39
Prostata 7, 14, 15, 19, 23
Pudendus-Nerv 14

Redondo-Ball 51
Reflexinkontinenz 19

Sauerstoff 19
Scheidenwände 6, 22
Schleimhäute 23
Schließmuskeln 11

Schließmuskulatur 32
Schwangerschaft 6, 11, 16
Schwellkörper 20
Seele 12
Selbstwertgefühl 6
Sex 19
Sexualität 14
Sexualleben 13, 19
Sexualorgane 12, 19
Sitzbein-Schwellkörper-Muskel 33
Sitzbeinhöcker 53
Sitzbeinknochen 28, 30
Soja 23
Spannungszustand 12
Sphinkterenschicht 32
Steißbein 53
Steißbeinmuskel 39
Stressinkontinenz 17, 18

Thera-Band 52
Tiefenatmung 44
Tofu 23

U-Muskel 32, 39
Übergewicht 6, 11
Überlaufinkontinenz 19
Unterleibsoperation 15, 17
Unterleibsorgane 23

Viagra 20
Vitalenergie 10, 12
Vitalität 13
Vorstellungsbilder 55
Vorübungen 28

Wahrnehmungsübung 34, 37, 39, 52
Wechseljahre 11, 23
Wurzelchakra 7, 12, 43

Zwerchfell 43

Über die Autorin

Heike Höfler ist staatlich geprüfte Sport- und Gymnastiklehrerin. Sie gibt seit vielen Jahren Beckenboden-Kurse und hat schon zahlreiche Bücher veröffentlicht. Näheres dazu unter www.heike-hoefler.de

Literaturempfehlungen der Autorin

Bücher:
Franklin, Eric: Beckenboden-Power. Kösel
Wolfram, Katharina: Kraftzentrum Beckenboden. Droemer Knaur
Gotved, Helle: Kräftiger Beckenboden – erfüllte Sexualität. Trias

Zeitschriften:
Der Urologe. Bd. 42/2002, Der Hausarzt 2/2002
Vital 6/1999, Eltern 2/1993

Danksagung

Wir bedanken uns ganz herzlich bei dem Hersteller Venice Beach c/o ten east pr media events für die freundliche Unterstützung und die Einkleidung unseres Models.

VENICE BEACH

Venice Beach
Friesenweg 2 a
22763 Hamburg
Tel: 040 89 720
Internet: www.venice-beach.com

Wir danken der Firma TOGU, die uns freundlicherweise für die Fotoaufnahmen die Kleingeräte zur Verfügung stellte.

Bibliographische Information der Deutschen Bibliothek

Die Deutsche Bibliothek verzeichnet diese Publikation in der Deutschen Nationalbibliographie; detaillierte bibliographische Daten sind im Internet über http://dnb.ddb.de abrufbar.

BLV Buchverlag GmbH & Co. KG
80797 München

© 2009 BLV Buchverlag GmbH & Co. KG, München

Bildnachweis:
alle Fotos von Sammy Hart
Grafiken: Sandra Menke, Osnabrück
Umschlagfotos: Sammy Hart
Lektorat: Manuela Stern
Herstellung: Angelika Tröger
DTP: Uhl + Massopust GmbH, Aalen

Gedruckt auf chlorfrei gebleichtem Papier

Printed in Germany
ISBN 978-3-8354-0499-1

Hinweis
Das vorliegende Buch wurde sorgfältig erarbeitet. Dennoch erfolgen alle Angaben ohne Gewähr. Weder Autor noch Verlag können für eventuelle Nachteile oder Schäden, die aus den im Buch vorgestellten Informationen resultieren, eine Haftung übernehmen.

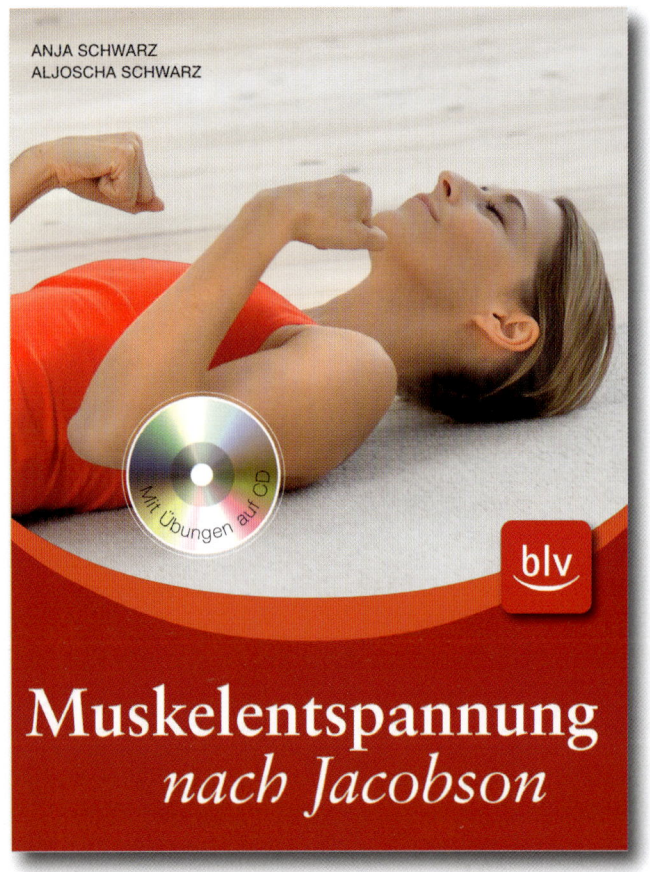